ÉTUDE

SUR

L'ICTÈRE GRAVE

PAR

Le Docteur A. MOSSÉ,

Interne en médecine et en chirurgie des hôpitaux de Paris,
Lauréat de la Faculté de Montpellier (médaille d'argent),
Externe des hôpitaux de Lyon,
Membre de la Société anatomique et de la Société clinique,
Médaille de bronze de l'Assistance publique.

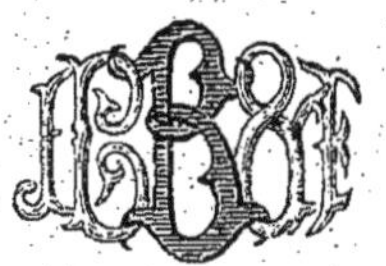

PARIS

LIBRAIRIE J.-B. BAILLIÈRE ET FILS

19, rue Hautefeuille, près le boulevard Saint-Germain

—

1879

ÉTUDE

SUR

L'ICTÈRE GRAVE

ÉTUDE

SUR

L'ICTÈRE GRAVE

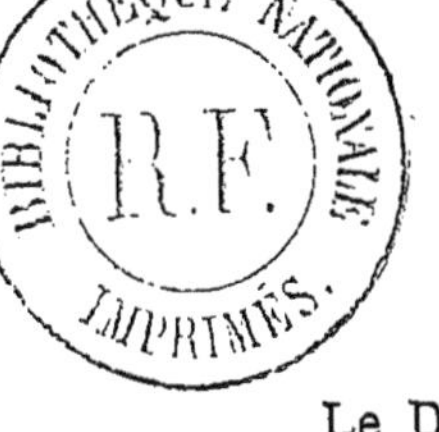

PAR

Le Docteur A. MOSSÉ,

Interne en médecine et en chirurgie des hôpitaux de Paris,
Lauréat de la Faculté de Montpellier (médaille d'argent),
Externe des hôpitaux de Lyon,
Membre de la Société anatomique et de la Société clinique,
Médaille de bronze de l'Assistance publique.

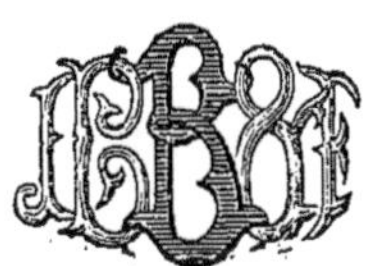

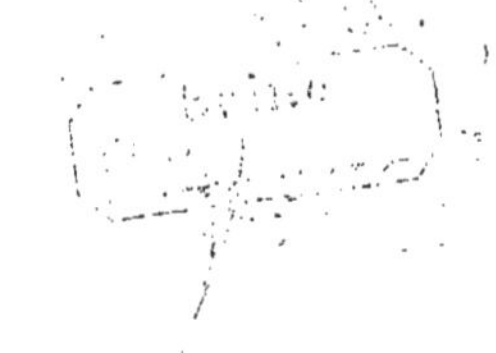

PARIS

LIBRAIRIE J.-B. BAILLIÈRE ET FILS

19, rue Hautefeuille, près le boulevard Saint-Germain

—

1879

AVANT-PROPOS

L'ictère grave proprement dit est une affection rare, tous les auteurs le reconnaissent; très nombreux, au contraire, sont les travaux entrepris sur ce point de pathologie pour lequel on a pu dire que les théories débordent les faits. Pendant notre internat à l'Hôtel-Dieu, nous avons observé trois cas de cette affection, et nous avons choisi leur étude pour sujet de notre dissertation inaugurale. Mais à mesure que nous avancions dans notre travail, les difficultés ressortaient davantage ; au milieu d'opinions multiples, souvent opposées, il n'était pas facile d'arriver à une conception nette de l'ensemble.

Par la nature même du sujet, nous nous sommes ainsi trouvé entraîné au-delà de notre intention première qui était uniquement de présenter les faits personnellement observés et d'en tirer quelques déductions. Nous n'avons pas néanmoins l'intention de présenter une monographie, notre but est plus modeste ; nous voulons simplement montrer quelles sont les diverses formes cliniques de l'ictère grave et exposer leur pathogénie d'après les résultats des investigations récentes. Nous avons dû, par suite, réserver une assez grande place à l'urologie clinique et examiner une nouvelle et séduisante théorie actuellement à l'ordre du jour. Nous ne saurions prétendre, en aucune façon, dire le dernier mot sur une question aussi ardue qui appelle encore de nombreuses études et de nombreuses controverses, mais si, malgré les objections qui peuvent être faites à notre travail et que nous espérons lever, on juge que nous avons porté notre pierre à l'édifice, le but sera atteint.

Après avoir procédé par analyse, nous avons groupé les faits qui présentent entre eux la plus grande analogie et nous avons établi dans l'étude de l'ictère grave les divisions suivantes :

1° Ictère typhoïde ou grave primitif (ictère grave proprement dit) ;

2° Ictères graves secondaires (ictères graves par insuffisance hépatique);

3° Ictère aggravé, c'est-à-dire ictère primitivement catarrhal, bénin, prenant rapidement les allures d'un ictère grave à cause des conditions pathologiques antérieures et particulières à l'individu frappé.

Nous avons étudié principalement l'ictère grave primitif; quant aux deux autres variétés, nous ne leur avons réservé qu'un chapitre assez court destiné à indiquer, surtout au point de vue pathogénique, ce qui les rapproche et ce qui les éloigne de l'ictère typhoïde, et à permettre d'arriver ainsi à une idée plus nette de l'ensemble de la question.

Nous nous faisons un devoir d'adresser nos remerciements à nos maîtres et à nos collègues qui nous ont obligeamment communiqué des documents intéressants pour notre travail, nous les adressons surtout à notre cher et excellent maître M. le professeur Potain, pour les conseils éclairés et l'accueil bienveillant que nous avons toujours trouvés auprès de lui, depuis que nous avons l'honneur d'être son élève.

ÉTUDE

SUR

L'ICTÈRE GRAVE

HISTORIQUE.

L'histoire de l'ictère grave est de date récente. Elle commence avec la seconde moitié du siècle. Ce n'est pas cependant que l'attention des médecins n'ait été frappée bien longtemps avant notre époque par les accidents nerveux, les hémorrhagies graves, qui dans quelques cas avaient pu accompagner l'apparition d'un ictère, imprimant à cette affection, d'ordinaire passagère et bénigne, une marche rapide et presque nécessairement fatale.

La plus ancienne observation que nous connaissons sur ce sujet est celle de Fr. Rubœus (1) (15° médit. *De ictero*

(1) F. Rubœus. Nocturnæ exercitationes in historias medicas. Hambourg, 1660.

lethali) : il s'agissait d'un jeune domestique de **22 ans**, qui, atteint d'un ictère grave, mourut dans le coma au quatrième jour de la maladie, après avoir présenté des phénomènes d'agitation et de délire. Cette observation mérite d'être mentionnée plus encore peut-être que celles qui vont suivre ; en effet, nous voyons que, déjà à ce moment, existe une dénomination caractéristique de la maladie, destinée à être retrouvée plus tard et préférée à toutes les autres. Les commentaires qui suivent sont aussi très remarquables. Fr. Rubœus, cherchant à expliquer la gravité insolite des phénomènes, trouve deux causes : l'inflammation du foie (1) et le délire ; ce dernier par une sorte de cercle vicieux est lui-même cause et effet de la violence des accidents. N'est-ce pas déjà exposer des vues qui, bien longtemps après, seront défendues et attaquées tour à tour avec ardeur ?

Morgagni (2) (37° lettre, *Sur l'ictère et les calculs biliaires*), rapporte 2 observations analogues dues à Valsalva. Il en rapproche 2 autres cas relatés dans le Sepulchretum : l'un observé par Baillou sur le fils du comte de Chaulney, l'autre par Guarinoni sur le cardinal Sforza. Boerhaave (Comm. de Van Swieten), Storck (*Anni medici*), Huxham, Monro, ont rapporté aussi des cas d'ictères rapidement terminés par hémorrhagie ou accompagnés de phénomènes nerveux très graves. Brunning a décrit dans sa dissertation inaugurale une épidémie d'ictère des nouveau-nés qui enleva plus de 300 petits malades (3) ; Frank nous en a conservé la relation. Puis viennent les observations de Mende, de Cheyne, d'O. Brien (4).

---

(1) Cum cubaret in ventrem noster æger gravissimo cum dolore icterusque factus esset, inflammationi jecoris id potius tribuendum erat quam aliis partibus quibus denegata est, facultas bilem procreandi.

(2) De sedibus et causis morborum. Trad. fr. de Destouet, 1855.

(3) De ictero spasmodico infautum Essendiæ, anno 1772. Vesaliæ et Lipsiæ, 1773.

(4) Th. Ozanam, p. 62-85.

Dans l'article *Ictère* du Dict. en 60 vol., 1818, Villeneuve cite la plupart des faits mentionnés plus haut, mais ne réserve pas encore une place à l'ictère mortel dans les nombreuses variétés qu'il décrit. Toutefois au sujet des ictères par affection de l'âme ou spasmodiques, il dit qu'on a vu quelquefois, chez des sujets irritables, survenir de graves accidents : le malade « être morose, inquiet, perdre la direction de ses idées, tomber dans une sorte d'abattement et de démence, présenter un état fébrile très marqué », enfin « il survient un délire qui ne tarde pas à être suivi de mort. »

Depuis cet article jusqu'au moment où paraît l'anatomie pathologique de Rokitansky, on publie encore, et principalement en Angleterre, quelques observations ayant trait au sujet qui nous occupe et toujours regardées comme faits exceptionnels dont le médecin s'efforce de donner une explication rationnelle. A ce titre on peut citer les observations de Andral (1), Marsh (2), Alison, Bright (3).

Malgré tous ces faits épars dans divers recueils, l'ictère grave n'était pas encore parvenu à prendre place comme affection distincte dans la pathologie médicale ; ce qui le prouve bien, c'est que le Dict. en 30 vol. où Ferrus écrit l'art. *Ictère* (1837), ne le mentionne même pas. Mais bientôt il va conquérir son autonomie. D'une part ceux qui étudient au lit du malade analysent mieux les faits dont ils sont les témoins, les rapprochent de ceux déjà connus et parviennent à constituer ainsi un ensemble clinique auquel ils imposent un nom ; d'autre part, les progrès de l'anatomie pathologique permettant de se rendre un compte plus exact des lésions jusque-là ignorées ou forcément mal interprétées, les histologistes montrent qu'à l'ictère rapidement mortel correspondent des

(1) Clin. méd., t. II.
(2) Dublin hospital report, t. III, 1822.
(3) Ces dernières rapportées dans le Traité de Budd, p. 243, 245, 3ᵉ édition.

lésions caractéristiques qui leur servent à créer le terme *atrophie jaune aiguë du foie.*

C'est à ce moment (1843-46), que commence réellement l'histoire de l'ictère grave. Des travaux sur ce même sujet paraissent presque simultanément en Allemagne, en Angleterre et en France.

A Vienne, Rokitansky (1) d'abord, décrit dans son Manuel d'anatomie pathologique les lésions de l'*atrophie jaune aiguë* qui correspondent pendant la vie à un ictère, avec douleur très vive dans la région du foie, phénomènes cérébraux à marche rapide par suite d'une altération du sang. Presque en même temps, Horaczek publie une étude sur l'ictère grave avec dyscrasie bilieuse (2), en réunit 13 cas relatés avec soin au point de vue clinique et montre que plusieurs offrent les lésions hépatiques signalées par Rokitansky.

En Angleterre, Budd par le chapitre « Fatal jaundice », dans son Traité des maladies du foie (3) et Handfield Jones (4) contribuent l'un à créer le type clinique, l'autre à montrer qu'il correspond à la destruction des cellules du foie.

En France, Ozanam dans un premier article (Recherches sur les formes de l'ictère essentiel) (5), et surtout dans sa remarquable thèse (6), décrit une forme peu connue de l'ictère essentiel à laquelle il donne le nom de *grave*, et qui ne diffère de celui-ci que par la *malignité*. Les lésions du foie comme dans l'ictère simple sont nulles.

On le voit, dès maintenant, la division est établie ; l'affection connue prend place dans la nosographie, mais déjà, au sujet de sa nature, paraissent des divergences d'opinion que

(1) Handbuch der Pathologische Anatomie, III, p. 313, 1842-43.
(2) Die gallige Dyscrasie mit acute gelber Atrophie der Leber, 1843.
(3) Diseases of Liver, 1845.
(4) London medical gazette, 1847.
(5) Gazette médicale de Paris, 1846.
(6) Paris, 1849.

les études ultérieures vont encore plus nettement accentuer. En effet, depuis ce moment, dissertations inaugurales, thèses de concours, mémoires se multiplient sur un sujet qui passionne les esprits car il a le double privilège de toucher à une question doctrinale et de nécessiter l'étude plus complète des fonctions du foie encore mal connues, mais que l'on pressent très importantes. (Dans ce chapitre destiné surtout à l'historique nous ne pouvons que mentionner les travaux qui seront utilisés ou discutés dans les autres parties de cet ouvrage.)

Dès que quelques faits sont observés ils sont publiés avec réflexions à l'appui de l'une ou l'autre théorie. C'est ainsi que Verdet (1) publiait 2 observations et Reulet (2) une autre confirmatives de la thèse d'Ozanam. Buhl (*Zeitsch. fur rayonalischen medic.* 1854) considère la maladie comme une fièvre infectieuse analogue au typhus.

Lebert, au contraire, publie en 1854 dans les *Archives* de Virchow, un travail sur l'*ictère typhoïde* (3) et donne l'analyse de 72 observations; dans plus de deux tiers des faits il y avait atrophie jaune du foie. Bamberger accentue encore cette tendance (1855) et fait de l'inflammation aiguë des cellules à marche destructive la caractéristique anatomique de la maladie (*Manuel de pathol.* de Virchow). Ch. Robin (*Mém. de la Soc. de biologie,* 1857), apporte un témoignage de plus en faveur de cette opinion.

Presque tous les auteurs qui admettaient l'atrophie jaune aiguë pensaient que les accidents étaient dus à l'influence de

(1) Thèse de Paris, 1851.
(2) Thèse de Paris, 1857.
(3) Cette dénomination n'a pas été créée par Lebert, ainsi que semblent le croire la plupart des auteurs qui ont écrit sur ce sujet; l'*ictère typhoïde* est signalé dans les nombreuses variétés d'ictère admises par les anciens auteurs et citées, par ordre alphabétique, dans l'article de Villeneuve. Mais s'il n'a pas créé le mot, il est juste de reconnaître qu'il l'a presque rendu sien par l'application qu'il en a faite, ainsi que par ses études sur le sujet.—Consulter, du même auteur, l'article *ictère typhoïde,* in Arch. de méd., 1862, et l'analyse du Traité de Frerichs, in Gaz. méd., 1859.

la bile altérée sur les cellules hépatiques (Von Dusch avait entrepris des expériences à ce sujet. Rech. expériment. sur la pathogénie de l'ictère et de l'atrophie jaune aiguë du foie, 1854, Leipsig). Cette idée erronée devait être renversée par l'apparition du Traité de Frerichs (Clinique des maladies du foie, 1858), qui inaugurait une nouvelle période dans l'histoire de cette maladie. L'affection du foie, primitive, empêche diverses transformations organiques dont cet organe est le siège ; de là résultent d'abord un trouble dans la constitution du sang et des humeurs, puis l'apparition de phénomènes graves. C'était un progrès, et surtout c'était une voie ouverte à des recherches chimiques et expérimentales qui devaient porter leurs fruits ; mais Frerichs ne tenait pas ou ne paraissait pas tenir un assez grand compte de la conception de l'ictère grave, tel que le comprenaient les principaux auteurs qui avaient écrit sur ce sujet en Angleterre et en France. Ses idées trouvèrent d'abord quelque difficulté à s'imposer ; Monneret qui écrivait, presqu'au même moment où paraissait l'ouvrage du médecin allemand, son *Mémoire sur l'ictère hémorrhagique essentiel* (1), publie bientôt une note sur un nouveau cas (2), où l'atrophie faisait encore défaut et proteste avec une très grande vivacité contre la conception anatomo-pathologique. Genouville, dans une très bonne thèse, dont le titre est suffisamment expressif (*De l'ictère grave essentiel*, Paris, 1859), tout en faisant preuve d'éclectisme scientifique, accorde la prééminence à l'étude clinique et ne croit pas devoir rejeter les cas où la lésion réputée spécifique ferait défaut. Blachez (Th. d'agrégation, 1860), définit l'ictère grave « une affection probablement générale » et pense,—partageant en cela l'opinion récemment défendue par Hérard devant la Société médicale des hôpitaux

(1) Le Progrès, 1859, nᵒˢ 3-7.
(2) Arch. de méd., 1862, t. XIX.

— que « c'est avec les pyrexies qu'il offre le plus d'affinités. »
La théorie da Gubler que nous trouvons exposée dans cet
ouvrage (p. 36) est aussi bien voisine de cette manière de
juger. Trousseau, dans sa Clinique, fait une juste part à l'ana-
tomo-pathologie, mais regarde aussi l'ictère grave comme
une maladie générale. Frerichs, il est vrai, ne tarde pas à se
défendre vivement contre le reproche qui lui a été adressé
s'efforce (1), de présenter dans un ordre qui ne prêtera plus
à l'erreur, les diverses lésions qui, pour lui, entraînent l'ictère grave. Ce sont : l'*atrophie jaune aiguë*, *l'hépatite parenchymateuse diffuse*, et les diverses lésions du foie réunies
sous le nom d'*acholie*.

Comme on le voit par cette division, l'ictère grave n'est
plus une entité pathologique (inflammation spéciale du foie ou
maladie générale), il devient un *syndrome*, dont on va s'ef-
forcer d'étudier cliniquement au lit du malade et de repro-
duire expérimentalement, dans le laboratoire, les conditions pathogéniques multiples. Cette nouvelle période, presque toute entière de physiologie expérimentale, amène à
des résultats parfois contradictoires, mais desquels cependant se dégagent progressivement des données plus nettes
sur la pathogénie d'une affection qui peut se présenter sous
des aspects si divers.

Si de tous côtés, en Allemagne, en Angleterre, en Italie, on
voit naître alors des travaux sur ce sujet, nous pouvons écrire
avec plaisir que dans cet ordre d'idées encore, notre pays
tient une place d'honneur avec les travaux de Claude Bernard (2), de Charcot, Vulpian, Brouardel, Bouchard, Feltz,
Ritter, Cornil, pour ne citer que les principaux.

(1) Trad. de la 2ᵉ édition, p. 227, Paris, 1866. — Il a été publié depuis
une troisième édition française, mais nous nous sommes assuré que, sur le
sujet qui nous occupe, elle n'était que la réimpression de la 2ᵉ édition, sauf
quelques modifications peu importantes.

(2) Il n'eut pas été juste de ne point enregistrer ici le nom de Claude Bernard, qui, s'il n'a pas étudié isolément la maladie qui nous occupe, a, du moins

Parmi les thèses inaugurales ou travaux correspondant à cette époque et souvent inspirés par ces maîtres, il faut citer surtout ceux de Magnin, Hanot, Gombault, Grollemund, Chambard, Decaudin, Hébert, Joseph Michel (articles de la Gazette Hebdomadaire) et dans un autre ordre d'idées celui de Carville. Parmi les auteurs qui à l'étranger apportent des travaux dignes d'être remarqués, citons principalement Kühne, Moleschott, Röhrïg, Rosenstein, K. Muller, W. Legg. Flint, Hilton-Fagge, Murchison, D. Severi.

Cette manière de voir qui consiste à faire de l'ictère un *syndrome* a gagné beaucoup de terrain chez nous dans ces dernières années ; le premier ouvrage classique où, croyons-nous, la question a été envisagée ainsi dans son ensemble, est le Traité de pathologie interne de M. le professeur Jaccoud, bientôt suivi des Cliniques de l'hôpital Lariboisière (1873). D'ailleurs, pour montrer comment la manière d'envisager la question s'est de jour en jour plus élargie, il nous suffira de faire remarquer qu'en 1860, au concours d'agrégation de médecine, M. Blachez a pour sujet de thèse : *De l'ictère grave*, tandis qu'il y a quatre ans à peine, une leçon donnée à ce même concours avait pour titre : *Des ictères graves*. M. Rendu, dans un très remarquable article paru il y a dix-huit mois et auquel nous aurons l'occasion de recourir bien souvent, préfère le nom d'*ictère grave* à celui d'acholie, mais il considère avec la majorité des médecins cet état pathologique, non comme une affection

par ses immortels travaux sur la physiologie du foie, permis aux médecins de mieux comprendre la pathologie de cet organe important. En lisant les belles leçons Crooniennes de Murchison (Troubles fonctionnels du foie), nous ne pouvions nous empêcher de penser que si, pour la première fois, ces troubles étaient exposés didactiquement dans un ordre à la fois physiologique et clinique, c'étaient, en très-grande partie, les travaux de l'illustre physiologiste français qui permettaient de porter quelque lumière sur les troubles du premier des organes hématopoïétiques.

spéciale, mais « comme une complication possible de toutes les maladies du foie, une phase habituellement ultime de toutes les dégénérations de la glande. » En un mot, l'ictère grave est au foie ce que l'asystolie est au cœur. Cette manière d'envisager la question est évidemment plus voisine de l'idée de Frerichs, surtout telle que l'a présentée M. le professeur Jaccoud, que de l'idée d'Ozanam, Buhl et Trousseau. Il semble donc à ce moment que la notion de l'ictère grave considéré comme une maladie générale soit placée tout à fait à l'arrière-plan, disparue pour ainsi dire derrière l'importance croissante du syndrome. Par contre, actuellement, on voit se produire un certain retour vers l'opinion ancienne. Déjà une analyse critique judicieuse des faits amenait M. Rendu (chap. Anatomie Path.) à établir un rapprohement entre l'ictère typhoïde et les pyrexies ; c'est dans ce sens que Murchison (1) incline à penser pour quelques cas ; dans ce sens, que se prononcent également MM. Arnould et Coyne (2) et enfin W. Legg (3).

Pour nous, d'après l'étude des faits que nous avons pu observer et l'examen attentif d'un grand nombre des travaux publiés sur ce sujet, nous regardons comme juste dans son ensemble la conception de l'ictère grave, telle que l'a formulée notre maître et ami M. Rendu, mais nous croyons

(1) Traité des maladies du foie, trad. fr. Jules Cyr, 1878, p. 414-416.

(2) Mémoire sur une épidémie d'ictère grave observée à Lille, Gaz. méd. de Paris, 1878.

(3) Étude sur les variétés d'ictère grave, (Saint-Bartholomew's hospital Reports). — Nous avions déjà presque entièrement terminé notre travail quand nous avons pu lire ce mémoire, et nous y avons constaté, avec satisfaction, que la manière de voir, en faveur de laquelle nous avons réclamé dans la première partie de cette thèse, était partagée par un homme justement estimé en France pour ses travaux sur le foie ; nous n'irons pas aussi loin que l'auteur anglais, pour qui la fièvre jaune est une variété d'ictère grave, mais nous retiendrons de lui cette opinion : « L'ictère grave est, en réalité, une affection aussi générale que la variole ou la fièvre typhoïde. »

aussi qu'il est nécessaire d'établir des divisions dans l'histoire de l'ictère grave (ce terme étant pris dans son acception la plus générale) ; c'est pour avoir voulu enfermer dans un même cadre qui ne pouvait contenir tous les faits observés que l'on a eu à constater sur cette question des opinions multiples et souvent diamétralement opposées.

La division que nous avons proposée nous paraît de nature à remédier à cet inconvénient en tenant compte à la fois et des exigences de la clinique et des résultats acquis par les recherches de laboratoire ; d'ailleurs, ainsi que nous aurons soin de l'indiquer, la transition entre les trois groupes n'est pas brusque, des cas intermédiaires servent à l'établir et contribuent à garder en quelque sorte, son unité à l'affection complexe pour laquelle on peut garder le nom *d'ictère grave* qui a le mérite de ne rien préjuger.

I

ANATOMIE PATHOLOGIQUE.

Idée préliminaire. — L'ictère grave primitif s'annonce surtout et presque toujours évolue comme une maladie générale ; de même, à l'autopsie, ce qui frappe c'est le caractère de généralisation des lésions anatomiques bien plus que leur localisation dans le foie. A ce dernier point de vue on peut d'ailleurs observer les plus grandes différences ; tantôt le foie est atrophié, ramolli, profondément modifié dans sa consistance, sa forme et sa structure, tantôt il garde un aspect absolument normal, non seulement à l'œil nu, mais encore le microscope ne permet de découvrir aucune altération sérieuse. Entre ces deux extrêmes se placent les cas intermédiaires. Il faut reconnaître que, grâce aux progrès réalisés par les investigations histologiques et chimiques, les cas où les lésions sont nulles deviennent de plus en plus rares. Mais, tandis que les altérations générales existent d'une manière constante, les lésions hépatiques sont souvent encore peu importantes et réellement hors de proportion avec les symptômes graves observés chez le malade (1).

C'est ce défaut de ressemblance des résultats, quand ils sont positifs, et l'existence de résultats négatifs ne pouvant être mis en doute, qui explique et justifie la résistance trouvée principalement dans notre pays par la doctrine qui fait de l'ictère grave une maladie primitivement localisée dans le

______
(1) Cf. Vulpian. Cours de l'École de médecine, 1874.

Mossé.   2

foie. Il y avait encore d'autres objections. D'une part, en effet, les localisateurs séparaient sous deux appellations différentes (*hépatite parenchymateuse diffuse, atrophie jaune aiguë*) des lésions qui, durant la vie, s'étaient traduites par des phénomènes absolument semblables ; d'autre part, tous les partisans de la lésion hépatique primitive et spécifique ne semblaient pas s'entendre sur sa nature. Quelques-uns comme Robin trouvaient vicieuses au point de vue des lésions élémentaires les dénominations *atrophie* et *inflammation parenchymateuse*, dont les premiers auteurs s'étaient servis pour les désigner (Rokitansky Frerichs). Cependant, en rapprochant les résultats d'examens nombreux et toujours continués pour élucider une question où les difficultés se dressaient à chaque pas, en comparant ces lésions à celles de même nature trouvées après les maladies générales, on a fini par élucider cette question et montrer qu'il y avait là un trouble de nutrition surpris à des degrés divers dans son évolution, et non des lésions distinctes.

Après les travaux de Robin, Cornil et Ranvier et de quelques autres auteurs, cette manière de voir paraît aujourd'hui bien établie. Déjà, dans sa deuxième édition, Frerichs, afin d'éviter tout nouveau reproche, réunissait comme nous l'avons vu, dans un même chapitre, l'hépatite parenchymateuse diffuse et l'atrophie jaune aiguë « celle-là ne paraissant être qu'un stade de l'évolution du travail morbide dont celle-ci nous donne le tableau complet. » L'unité n'était pas encore assez nettement constituée. Elle l'a été par MM. Cornil et Ranvier : ces auteurs, en réunissant dans un même paragraphe (*Altération de nutrition des cellules.* Man. d'hist., p. 372) toutes les lésions des éléments du foie depuis la simple infiltration pigmentaire et la tuméfaction trouble jusqu'à sa disparition par transformation en détritus granulograisseux, qu'on peut observer surtout dans l'ictère grave mais aussi dans n'importe quelle affection fébrile générale, et en montrant leur filiation, ont rendu plus facile la conception pathogénique de la maladie que nous avons à étudier.

Après avoir fait leurs réserves sur la valeur du mot hépatite parenchymateuse, MM. Cornil et Ranvier le conservent cependant comme consacré par l'usage, pour l'atrophie jaune aiguë du foie (p. 877), mais à côté de celle-ci on ne trouve aucune description correspondant à l'*atrophie rouge du foie.* C'est surtout d'après ces auteurs que nous décrirons les lésions histologiques de l'ictère grave, mais il est juste de rappeler que déjà Robin, dont ces auteurs ont en très-grande partie accepté les idées critiques, avait combattu les opinions peu exactes ou trop exclusives qui existaient à ce moment, et qu'il était arrivé, dans son remarquable mémoire (1857), à poser des conclusions reproduites ou confirmées par tous ceux qui sont venus après lui. Elles mettaient en évidence deux points d'une importance capitale : les lésions de l'ictère grave sont de deux ordres : lésions des éléments cellulaires, lésions de tissu ; elles ont pour caractère commun un trouble de nutrition qui amène progressivement la destruction des cellule, la disparition de celles-ci n'étant pas le fait de leur dissolution ou de leur dissociation par la bile

ÉTUDE DES LÉSIONS ORGANIQUES. — Cet exposé préliminaire, cette vue d'ensemble était nécessaire avant d'aborder directement l'étude des altérations des organes en particulier.

Dans la description des lésions nous suivrons l'ordre habituel, nous commencerons par les lésions du foie observées à l'œil nu et au microscope, nous y ajouterons le résultat des modifications survenues dans la constitution chimique du parenchyme. Nous emprunterons ces derniers détails à un mémoire de M. Quinquaud, publié par la *Tribune médicale* (1876-78) et qui n'a peut être pas attiré suffisamment l'attention, nous étudierons ensuite avec grand soin les lésions du rein et celles des autres organes, presque tous atteints à un degré plus ou moins élevé, ainsi que cela a lieu dans les fièvres infectieuses. Ce rapprochement nous servira à confirmer l'idée émise par avance que l'ictère typhoïde est une maladie de l'organisme tout entier.

Foie. — *Aspect extérieur*. — Comme nous l'avons dit plus haut, il est des cas relativement en assez grand nombre, où, à l'ouverture de l'abdomen, le foie ne semble présenter rien d'anormal, à part une légère coloration biliaire. Cet organe placé sur une table d'autopsie n'attirerait pas l'attention. Dans quelques cas même, le foie n'a pas la coloration ictérique ; il conserve avec ses dimensions habituelles une couleur brun rouge ou brun clair assez uniforme (cas de Genouville, Robin et Hiffelsheim), avec quelques marbrures de couleur orange. Celles-ci parfois échapperaient certainement à un examen à l'œil nu ou ne paraîtraient pas avoir grande importance, si des examens antérieurs n'avaient appris que des lésions cellulaires plus ou moins avancées correspondent à ces teintes qui tranchent souvent fort peu sur le reste de l'organe.

Nous avons vu un fait de ce genre et ils sont loin d'être absolument rares. Peut-être s'observent-ils de préférence quand la marche de la maladie a été suraiguë ; cependant on a pu citer quelques cas où l'aspect extérieur du foie n'était que très peu changé, malgré que le malade eut vécu plus de dix jours ; nous aurons à revenir sur ce point.

Ozanam (Th. citée) manifeste la surprise que lui a occasionnée la rareté des lésions hépatiques dans une affection où la jaunisse devait attirer l'attention sur le foie : « Dans cinq cas on n'a absolument rien trouvé, dans trois cas le foie était un peu mou et d'une teinte ictérique générale ou partielle ; une fois il était gorgé de bile qui s'écoula en le coupant ; dans un cas c'était une congestion sanguine très peu intense du reste (p. 53). »

Monneret qui n'avait pas eu l'occasion d'observer des cas d'atrophie jaune aiguë, s'exprime ainsi : « Tantôt le foie avait sa contexture naturelle, tantôt son volume s'était accru. »

Le *volume* du foie est cependant plus souvent diminué que normal : sur 72 cas réunis par Lebert dans son mémoire, plus des deux tiers s'accompagnaient de l'atrophie de la glande. Cette diminution est constante pour Frerichs (1), on peut l'estimer au tiers, à la moitié et aux deux tiers de la grosseur normale. Ces limites ne sont atteintes que quand la maladie a évolué lentement, ou plus exactement quand elle a pu atteindre le terme ultime du processus pathologique, ainsi que nous le verrons en nous occupant des lésions microscopiques.

Le *poids* diminue en même temps que le volume : mais il faut se souvenir que les chiffres dans ce cas n'ont qu'une importance relative et non absolue ; le poids moyen du foie varie en effet suivant l'âge, le sexe, surtout suivant le poids total du sujet. Chez un un adulte dans les conditions ordinaires, le foie pèse 1,500 à 1,700 grammes. (1,451, poids cadavérique ; 1,937, poids physiologique (Sappey) ; 1,600 chez l'homme de 22 ans ; 1,900 chez l'homme de 27 ans (Frerichs ; 1,500 à 2,000 (Cruveilhier).

Dans un très grand nombre d'observations, le poids relaté ne descend pas au-dessous de 1,100 à 1,000 grammes. Il peut cependant être encore plus faible comme le prouvent les chiffres suivants : 940 Worms ; 850 (Arnould et Coyne) ; 820 (Frerichs) (2) ; 800 (Charcot) ; 730 (Demne) ; 640 (Homans) ; 500 et 600 (Quinquaud).

---

(1) 2ᵉ édition, p. 254. — Nous n'avons pu retrouver l'endroit où l'auteur aurait dit que 7 fois sur 177 cas, le foie a été trouvé sain.

(2) Plusieurs auteurs ont écrit que Frerichs aurait observé un foie ne pesant que 280 grammes ; cette diminution nous avait paru si considérable, qu'après avoir cherché nous avons pu nous rendre compte que c'est une inter-

Dans notre observation IV, le foie qui pesait 1,450 grammes paraissait un peu diminué de volume pour un homme robuste ; dans l'observation VI le foie pesait 1,900 grammes et semblait un peu augmenté. Frerichs, on l'a vu, donne cependant ce chiffre comme normal.

Le plus souvent, la diminution est générale et porte avec une égale intensité sur toute la masse. Le foie garde sa forme mais paraît aplati. Le diamètre antéro-postérieur serait d'ordinaire un peu plus diminué que les autres, le lobe gauche est parfois réduit à une simple lamelle cachée sous les fausses côtes.

La *consistance* est variable comme le volume. Dans quelques cas le parenchyme « mollasse et fané » s'affaisse sur la table d'autopsie. Cette flaccidité du foie avait été déjà signalée par Rokitansky. Il se laisse déprimer par le doigt et même déchirer assez facilement. La capsule de Glisson semble mobile, se plisse au-dessus du parenchyme qui ne la distend que bien incomplètement et d'autant moins que la lésion est plus avancée.

La *surface* est généralement lisse, parfois on a signalé de petites saillies. C'est ce que nous avons observé dans notre observation VI. Mais si dans ce cas, cette disposition peut prêter à la discussion et être considérée comme dûe partiellement au moins à une lésion antérieure, il en est d'autres où elle a paru appartenir réellement à la maladie

position de chiffres qui a fait écrire 280 gr. au lieu de 820 gr. L'erreur se trouve, croyons-nous, pour la première fois dans la traduction d'une observation citée par Genouville ; il est facile de s'en convaincre en prenant le rapport du poids total du corps au poids du foie, selon les indications qui sont données. D'ailleurs, dans les observations (XVIII, p. 238 et surtout XIX, p. 241) de la traduction du livre de Frerichs, on trouve aussi quelques erreurs matérielles dues à des interpositions de chiffres : c'est ainsi que, dans cette dernière, le foie est signalé comme ne pesant que 0 k. 2, et étant, avec le poids total du corps, dans le rapport de 1 à 54,82, tandis qu'il faut lire que le poids est de 0 k. 82 et le rapport de 1 à 54,2.

qui nous occupe. En particulier, dans l'atrophie rouge qui serait une variété de l'atrophie jaune ou même celle-ci parvenue à la période de guérison (Rokitansky et quelques autres auteurs), la surface est bosselée, irrégulière, formée de saillies arrondies d'un jaune obscur séparées par des sillons d'un rouge uniforme (D. Severi).

Il n'est pas très rare de constater à la surface du foie sur la séreuse péritonéale des hémorrhagies. Ozanam en a signalé qui étaient larges comme une pièce de 1 franc, plusieurs fois elles ont dépassé les dimensions des pièces de 0,50 centimes.

A la *coupe* il est très fréquent de trouver aussi dans l'épaisseur du parenchyme des hémorrhagies punctiformes ou plus considérables. Leur coloration tranche d'autant plus nettement que les vaisseaux sont presque dépourvus de sang dans les endroits où les lésions sont le plus marquées. Les *coupes* doivent être faites sur plusieurs points. Elles permettent de constater diverses particularités. Dans les cas où le volume et la consistance du foie sont modifiés, elle ne présente rien qu'une coloration vert jaune, ocracée analogue à celle de la rhubarbe (Frerichs) coïncidant avec une anémie générale du parenchyme, interrompue çà et là par quelques îlots rougeâtres, mais dans les points où la lésion est moins avancée, il y a parfois un peu de congestion péri-lobulaire et les lobules sont séparés par une sorte d'exsudat blanchâtre. Sous l'influence de l'altération cadavérique, la surface convexe du foie peut être verdâtre et légèrement ramollie sur toute son étendue, ou par places, la coupe montre alors que cette coloration ne s'étend pas en général à plus de 4 ou 5 millimètres et qu'elle n'a aucune importance ; il en était ainsi dans l'observation VI.

La *surface de section* fait reconnaître que le tissu du foie a perdu son aspect lobulé ; même quand le foie est peu atteint on n'aperçoit pas les petites saillies habituelles. C'est une des lésions qui se voient le mieux à l'œil nu ou simplement armé d'une loupe, quand la coloration et le volume ne fournissent encore que des indices de peu de valeur. Dans le degré de la lésion qui correspond à ce que plusieurs auteurs désignent sous le nom d'hépatite parenchymateuse diffuse, on voit de même et souvent plus nettement qu'à la surface, des traînées d'une coloration orangée plus ou moins pâle qui, à un examen attentif, se séparent par leur teinte des parties voisines. A un degré plus avancé, cette coloration orangée est remplacée par une teinte feuille morte.

Le parenchyme hépatique, mis à nu par la coupe, offre d'ordinaire au doigt une consistance bien moindre que celle déjà très-diminuée offerte par la surface recouverte de sa capsule fibreuse. Dans les cas de désorganisation très avancée, cette consistance est comme pulpeuse, elle donne à la main la sensation d'un corps gras, et enfin, quand l'atrophie graisseuse a atteint son maximum, elle est presque diffluente. On voit alors suinter des gouttes huileuses sous la moindre pression. « Le raclage avec le scalpel et même la chute d'un filet d'eau en détachent des parcelles analogues à une bouillie jaune rougeâtre. » (Rendu)

Disons en outre, pour en terminer avec ce qui peut être constaté à l'œil nu, que l'on n'a pas jusqu'à maintenant signalé d'anomalies essentielles dans l'appareil vasculaire du foie logé dans les sillons extérieurement à cette glande. En est-il de même des capillaires et des branches qui pénètrent profondément dans le parenchyme ? On a dit que dans toute fièvre grave les capillaires étaient altérés. En est-il de même ici ? On serait porté à le croire si on a égard aux hémorrhagies punctiformes et aux ecchymoses plus considérables qui se voient à la surface du corps ainsi que dans les viscères, et si l'on se souvient en outre, que Frerichs, ayant voulu injecter dans ces vaisseaux de la gélatine, a vu cette substance s'extravaser dans les lobules sans pénétrer dans les capillaires. Ce fait, d'après l'auteur, serait dû à ce qu'à une période avancée les cellules ayant disparu, les parois des capillaires n'offrent plus de résistance à l'injection. Quoi qu'il en soit de cette explication, notons qu'il y a souvent des hémorrhagies dans le foie et dans d'autres organes, et que leur pathogénie est obscure comme celle des hémorrhagies des fièvres graves auxquelles nous les rattacherons.

Voies biliaires et vésicule. — Elles paraissent en général n'être pas altérées. On est frappé, la première fois qu'on ouvre un sujet mort d'ictère grave primitif, de trouver les voies biliaires libres et la vésicule presque vide. Dans nos deux observations comme dans la plupart de celles qui ont été rapportées, la vésicule médiocrement distendue par la bile n'offrait pas de lésions à l'œil nu. Dans l'observation VI, le malade ayant eu de la jaunisse avant d'entrer à l'hôpital et la surface du foie offrant quelques saillies assez analogues à celles de la cirrhose biliaire, nous avons voulu nous assurer que ces conduits étaient libres, nous les avons disséqués depuis l'ampoule de Vater jusqu'au point où leur dissection n'était plus possible dans le foie ; partout ils étaient libres, nulle part nous n'avons eu la sensation de sable. Leur muqueuse était saine ; la vésicule n'était pas distendue, ne contenait ni calculs, ni graviers et renfermait un liquide brunâtre qui ne différait pas de celui que l'on trouve dans les autopsies en dehors des maladies du foie.

Ces résultats concordent avec ceux que signalent d'ordinaire les auteurs ; cependant d'après Frerichs, on ne trouverait dans la vésicule la plupart du temps qu'une petite quantité de mucus gris et le calibre des conduits serait rétréci. Parfois au contraire, on a trouvé une bile peu abondante mais épaisse et noirâtre (Worms). Dans un cas rapporté par Ozanam les ecchymoses sous-péritonéales qui existaient à la surface du foie se prolongeaient sur la vésicule et les canaux biliaires.

Les analyses de la bile ont donné des résultats variables, neutre, (Genouville obs. III) alcaline, très-acide, (Budd). D'après Scherer cité par M. Rendu, la leucine et la tyrosine y ont toujours fait défaut alors que le sang et le foie en étaient imprégnés.

Passons maintenant aux lésions que décèle L'EXAMEN HISTOLOGIQUE. Ici encore nous trouverons des altérations variables. D'une façon générale, les lésions microscopiques sont très considérables dans un foie qui offre macroscopiquement les caractères de l'atrophie jaune aiguë, mais le contraire n'est pas juste et, d'après l'aspect extérieur, il est impossible de prévoir les altérations que révélera l'examen histologique. Tantôt très-marquées sur un foie qui à l'œil nu paraît sain et de coloration brune (cas de Hiffelsheim et Robin), elles peuvent être nulles dans un autre cas où les caractères extérieurs demeurent les mêmes (Robin, Th. Genouville obs.), ou n'offrir qu'une simple pigmentation des cellules et des lésions réelles minimes quand la coloration est jaune, et la consistance moindre qu'à l'état normal (obs. personnelle). Enfin il est des cas où l'examen histologique demeure absolument négatif, même quand il est fait par des hommes dont la compétence ne saurait être mise en doute (Robin, Vulpian, Vallin).

L'examen histologique du foie ne peut se faire avec un entier profit qu'après quelques jours et sur des coupes obtenues après durcissement par les procédés habituels (gomme, alcool), mais on peut porter immédiatement sous le champ du microscope une petite partie du liquide obtenu par le raclage de la surface de section, et dès ce moment on peut avoir une idée assez nette des lésions des éléments. Il vaut mieux dans ce but choisir une des surfaces de section qui ne sont pas le plus altérées, parce que, dans le cas contraire, le liquide est huileux et les gouttelettes de graisse gênent par leur abondance au milieu de la préparation. En outre dans ces points il peut ne rester aucune cellule hépatique conservée avec sa forme et ses diamètres physiologiques ; le liquide ne contient plus que de petits « amas de matière granulo-graisseuse pigmentée, au centre desquels il n'y a pas toujours des noyaux ; ceux-ci en effet deviennent libres par l'effet du ramollissement du protoplasma de la cellule, aussi bien que par les tiraillements mécaniques employés dans ce mode de préparation. » (Cornil et Ranvier.)

Si la lésion est encore à la période de début on constate un état un peu différent. Il n'y a que peu de gouttelettes graisseuses dans la préparation et elles sont situées en dehors des cellules propres du foie, en général dans le tissu interlobulaire. Les cellules paraissent presque normales ; elles sont quelquefois un peu plus volumineuses et offrent l'aspect désigné sous le nom de *tuméfaction trouble ;* leur contenu est granuleux, se colore mal par les réactifs ; les granulations sont de nature protéiqueou granulo-graisseuse ; le noyau s'aperçoit bien encore, quelquefois même on en voit deux, d'autres fois les cellules sont plus petites, l'ensemble de la coupe ne diffère pas beaucoup d'un foie normal, les cellules sont pigmentées, offrent çà et là quelques petites granulations graisseuses (cas de M. Vallin, obs. personnelle), mais leur volume n'est pas changé, leurs propriétés optiques le sont peu et en somme les lésions sont presque nulles. Dans notre observation, signalons cependant une augmentation des espaces périlobulaires tandis que rien d'analogue n'est signalé dans l'observation de M. Vallin. D'après Frerichs et quelques autres auteurs (Severi, Winiwarter), on observerait au début une hyperplasie du tissu conjonctif qui subirait une infiltration albumino-fibrineuse et serait très riche en corpuscules lymphoïdes. MM. Cornil et Ranvier n'ont jamais observé d'épaississement, ni d'inflammation notable du tissu périlobulaire. Dans notre cas il y avait épaississement, nous ne pensons pas qu'on puisse reconnaître là, l'état inflammatoire et si on l'admet on est obligé de dire qu'il était bien peu marqué. A une période plus avancée, on ne trouve que fort peu de cellules ayant conservé leur aspect normal, presque tous les éléments sont altérés ; les cellules sont petites, déformées, n'ont plus de contours nets, sont remplies par une ou plusieurs gouttelettes graisseuses et souvent aussi infiltrées de matières pigmentaires. Enfin, nous avons dit plus haut quelles sont les lésions qu'on trouve dans les points les plus altérés.

Le *tissu conjonctif* est souvent altéré, mais les modifications qu'il subit sont loin d'être toujours les mêmes. Au début, Frerichs signale une sorte d'hypérémie ; on a pu voir à cette période la gangue conjonctive, riche en noyaux embryonnaires et même en cellules fusiformes. Déjà M. Robin, dans son mémoire, avait signalé ce fait et y voyait une manifestation de cette tendance générale de l'organisme, qui fait qu'après la disparition d'un organe, un autre vient se substituer à lui, de sorte que de cette façon l'organe conserve généralement sa forme.

Depuis cette époque, quelques observations ont pu confirmer cette opinion, elles sont peu nombreuses cependant, surtout en France. (Ory et Déjerine, Soc. anat. 1875, Rendu dans 2 cas personnels n'a pas observé cette prolifération. Cornil et Ranvier ne l'ont jamais vu). Dans ce cas, on serait porté à admettre, que le travail de destruction des cellules amène une certaine inflammation du tissu périlobulaire. Cette constatation de faits que l'on doit admettre comme réels, puisqu'ils ont été vus par des observateurs attentifs, peut en effet s'accorder avec la théorie que nous soutenons de l'ictère grave proprement dit, fièvre générale. En effet le sang altéré détermine l'altération primitive de la cellule qui est l'organe actif auquel il vient fournir des matériaux d'élaboration. En même temps par des raisons analogues mais d'une importance moindre, on peut voir des lésions du tissu cellulaire qui rappellent le début de l'hépatite interstitielle; nous irons même plus loin et nous serions porté à admettre qu'un ictère grave primitif survenant chez un sujet au début d'une hépatite interstitielle, peut hâter la marche de celle-ci, mais alors le cas en tant qu'ictère primitif n'est plus aussi net (V. obs. VI.).

Il serait intéressant au point de vue topographique de savoir comment marche la lésion dans le lobule. Débute-t-elle par le centre ou par la périphérie? Y a-t-il dans ce processus quelque chose qui rappelle ce qui se produit pour la destruction des cellules dans les différentes espèces de cirrhose, où la lésion cellulaire est consécutive à une altération soit des canalicules biliaires, soit des capillaires. Dans l'ictère grave compris comme maladie générale, la lésion est diffuse et générale, elle porte sur l'élément cellulaire considéré dans son ensemble. Dans l'art. du D^e encyclopédique on n'a cité que 2 exemples où il ait été possible de localiser à la périphérie du lobule le début de l'affection. Quant aux altérations des vaisseaux (voir plus haut) elles sont encore histologiquement mal définies. Elles paraissent devoir se rattacher à celles qui se produisent dans les fièvres graves ; ce qui paraît acquis, d'après l'examen d'un assez grand nombre d'observations, c'est qu'au début il y aurait une période de congestion initiale (Frerichs, Grancher, Brouardel, Arnould et Coyne disent que chez un sujet mort assez rapidement, la coupe du parenchyme avait la teinte *maigre du jambon*), coïncidant très-probablement au point de vue clinique avec une augmentation de volume du foie. Bientôt cette congestion cesse et le volume diminue rapidement, quelquefois il reste normal avec des lésions histologiques peu avancées (Ozanam, Robin, Déjérine). Quant à la façon dont se comportent les canaux et canalicules biliaires dans cette lésion, nous n'avons guère que les renseignements fournis par 2 observations de M. Cornil.

Dans la première recueillie à la Charité (Arch. de Physiol.
1871 ; Manuel d'hist. pathol. p. 889), les canaux biliaires pé-
nétraient dans le lobule où les cellules étaient remplacées
par un détritus granulo-graisseux ; ils étaient formés par une
membrane anhyste difficile à voir, et revêtus de cellules cu-
biques plus ou moins aplaties remplissant complètement le
calibre des canaux. Ici on avait affaire à une atrophie parvenue comme on voit à un stade assez avancé. Dans la
deuxième observation recueillie à Beaujon et où les lésions
des cellules hépatiques étaient au contraire peu avancées,
les canalicules biliaires ne présentaient aucune altération. On
voit donc que nos connaissances sont encore bien rudimen-
taires sur ce point, mais nous avons cru devoir citer ces recherches pour ne pas encourir de reproches. (On a vu dans
l'historique quel rôle important quelques auteurs (Dush,
Rokitansky) avaient assigné à la bile dans la production
des accidents graves.)

Puisqu'il est bien acquis aujourd'hui cliniquement, que
l'ictère grave peut guérir, comment se comporte alors la lésion hépatique? Comment se réparent les désordres, et puisque les cellules ont été détruites en plus ou moins grand
nombre qu'est-ce qui les remplace ? Nous dirons d'abord que
souvent quand l'ictère grave a guéri, la lésion du foie, du
moins en ce qu'il a été possible de la constater par l'exploration clinique, n'a pas parcouru toutes ses phases. Tantôt le
volume a été un peu augmenté, tantôt il est resté normal,
(Rayer, Grellety-Boswiel, Tapret (1), dans d'autres cas plus
rares, mais bien constatés la matité hépatique est très diminuée (Fritz, Union méd. 1856 (2), Hervouet, Hirtz, Brouardel, Bouchard (3) et chose digne d'attention, le foie reprend

(1) Th. Grellety-Boswiel.
(2) Ictère grave, diminution de volume du foie, guérison.
(3) Brouardel. L'urée et le foie, in Arch. de physiol., 1876.

très-rapidement ses proportions dès que l'amélioration se manifeste (elle a coïncidé généralement avec de la polyurie).
Pour l'explication de ces derniers faits, nous devons avouer
que nous en sommes réduits à émettre des hypothèses dont
la plus probable est celle d'un certain degré de congestion
accompagnant la régénération du tissu hépatique ; pour les
deux premières catégories l'explication est plus facile, on
peut admettre que la période de tuméfaction trouble n'a pas
été dépassée.

Budd se demandait si dans les cas de guérison, il ne se
passe pas un travail de reconstitution analogue à celui qui a
lieu dans le sang après les anémies.

Les recherches de Waldeyer et Severi, si elles étaient confirmées, nous donneraient l'explication de cette régénération
des cellules hépatiques. Ces deux auteurs (Anal. de Pitres in
Rev. Sc. Méd. V, 91) ont découvert des éléments cellulaires
de formation récente enfermés dans une petite membrane
anhyste ; ces cellules se développent, deviennent polygonales
et se rangent les unes à côté des autres en séries linéaires.
Elles sont munies d'un gros noyau ; mais tandis que pour Waldeyer ce sont ces cellules qui joueraient le principal rôle dans
le travail de reconstitution, pour Severi au contraire le noyau
des anciennes cellules a résisté aux altérations trophiques
qui ont déterminé d'abord la désintégration granulo-graisseuse du protoplasme, puis sa disparition, et c'est autour de
ce noyau que se reformerait la cellule hépatique.

De nouveaux faits sont nécessaires pour étayer cette
doctrine sur laquelle on ne peut encore porter un jugement.

Si nous sommes parvenu à montrer que les lésions diverses, à l'œil nu et au microscope, observées à la suite de
l'ictère grave primitif sont susceptibles d'êtres réunies dans
une même description, notre but est atteint. Théoriquement,
d'après la marche de l'altération cellulaire hépatique telle que
nous l'avons admise d'après diverses observations, il serait

permis de les grouper comme suit dans un tableau un peu schématique, il est vrai, mais qui présente les avantages du schéma, s'il en a les inconvénients.

Première période. — Congestion du foie, augmentation de volume. L'aspect lobulé est visible à la coupe. Tuméfaction trouble marquée. (C'est la lésion du foie observée dans toutes les fièvres graves.) Cette période peut n'être pas dépassée, le malade guérit,ou n'être pas observée.

Deuxième période. — La consistance et le volume du foie commencent à diminuer. D'une façon absolue, ils sont dans les proportions à peu près normales. A la coupe, teinte ictérique plus ou moins prononcée; marbrures. L'aspect granuleux normal ne s'aperçoit plus. Anémie du parenchyme, parfois hémorrhagies. Au microscope, tuméfaction trouble plus ou moins marquée. Apparition de gouttelettes graisseuses et parfois pigment biliaire dans l'intérieur des cellules; quelques-unes commencent à s'atrophier, d'autres même peuvent déjà être entièrement désagrégées; granulations protéiques. L'espace périlobulaire est augmenté (exsudat albumino-fibrineux, Frerichs), parfois contient quelques gouttelettes graisseuses, quelques corpuscules. lymphoïdes (Severi) ou des noyaux embryonnaires qui vont évoluer en tissu conjonctif.

Si la marche de la maladie est sidérante et que la mort survienne avant que les lésions de cette deuxième période soient très-marquées, le foie paraîtra normal ou presque normal, surtout à l'œil nu.

Troisième période. — Lésions macroscopiques et microscopiques de *l'atrophie jaune aiguë* arrivée à son maximum. A cette période, ainsi que cela est décrit dans une observation citée, on peut, en portant sous le microscope le produit du raclage.à l'état frais, « trouver tous les états intermédiaires entre la cellule hépatique de volume normal et la cellule complètement atrophiée en voie de disparition » ; on

trouve aussi des cristaux de leucine et tyrosine. Ces produits
de désassimilation pouvaient déjà exister à la période
précédente. Apparition, au milieu du tissu conjonctif,
d'éléments nouveaux sur la nature desquels on n'est pas
encore bien fixé, et qui probablement servent à la régénération des cellules hépatiques.

Quatrième période. — Tendance à la réparation. Réparation des désordres antérieurs. Dans quelles limites a-t-elle
lieu, peut-elle être complète? Les faits manquent pour
répondre avec précision.

Ces quatre périodes peuvent n'être pas parcourues ; là guérison ou la mort peuvent survenir après chacune d'elles.
Cliniquement la quatrième période a pu se présenter
dans de telles conditions que le malade a pu être considéré comme tout à fait guéri. Anatomiquement les
faits que l'on possède ne permettent pas d'avancer avec
quelque certitude qu'il en est réellement ainsi. La solution de
cette question doit être réservée pour des recherches ultérieures.

Altérations chimiques. — Nous ne saurions terminer ce
chapitre sans ajouter un mot sur les altérations chimiques de
la substance du fóie. Déjà Robin, Frerichs et quelques autres
auteurs avaient constaté dans le foie, au microscope, l'existence
de matériaux de désassimilation (leucine et tyrosine) qui ne
s'y trouvent pas à l'état normal. La présence de ces matières
extractives, fut d'abord contestée, puis reconnue, mais considérée comme due à des phénomènes de décomposition ayant
lieu dans le sujet *post mortem* (Virchow cité par Magnin,
Th. 1869), ou prenant naissance par l'exposition du foie à l'air.
Aujourd'hui on reconnaît qu'elles se forment pendant la vie
puisqu'on les trouve dans les urines, et même elles ne peuvent
plus être regardées comme appartenant exclusivement à la maladie désignée sous le nom d'atrophie jaune aiguë puisqu'on les

trouve dans le foie à la suite des maladies générales comme la fièvre typhoïde, l'érysipèle, la pneunomie, quand le microscope ne décèle encore dans cette glande que l'infiltration trouble ou un léger degré de dégénérescence granulograisseuse des cellules. N'y-a-t-il pas dans ce fait un nouveau rapprochement à invoquer entre les lésions du foie produites par les maladies générales et celles dues à l'ictère grave ?

Dans les cas d'ictère grave où l'examen histologique n'indiquait, tout comme l'examen à l'œil nu, que des lésions de peu d'importance, M. Quinquaud a voulu savoir si la constitution chimique du tissu n'aurait pas subi une atteinte et il a constaté en effet des modifications très importantes survenues dans la constitution intime du parenchyme hépatique. Dans un cas dont M. Quinquaud rapporte l'histoire (1), l'ictère typhoïde avait débuté absolument comme une fièvre éruptive, frisson avec claquement de dents, crampes musculaires, courbature excessive, le malade mourut en huit jours ; les cellules du foie « étaient simplement un peu opaques, granuleuses, quelques-unes semblaient petites mais ayant leur volume physiologique. » L'analyse chimique du foie, a donné les chiffres suivants ; 500 gr. de foie ont laissé 40 gr. de matières extractives (le chiffre normal étant de 22 à 28 gr. pour 500 gr. de foie), c'est-à-dire que les matières extractives avaient presque doublé. Dans ce cas ainsi que dans 2 ou 3 autres analogues observés par M. Quinquaud, et où les lésions histologiques des cellules étaient peu avancées ou nulles, les matières extractives sont surtout de la sarcine et des acides amidés, tandis que nous avons vu que dans ce que l'on désigne sous le nom d'atrophie jaune aiguë les matières extractives sont surtout de la leucine et de la tyrosine.

M. Quinquaud, tire de ces recherches des conclusions qui

(1) Quinquaud. Les affections du foie, p. 101, 1879.

nous paraissent anticipées, les faits observés n'étant pas encore assez nombreux, mais le résultat de ces investigations offre néanmoins un certain intérêt. Peut-être dans cette voie y·a-t-il quelques recherches fécondes à tenter. Pour nous, nous voyons surtout dans cet excès de matières extractives le cachet d'un trouble nutritif profond pouvant être invoqué comme un argument en faveur de la théorie que nous soutenons. L'existence de ce trouble fonctionnel bien constatée, tandis que les modifications morphologiques sont presque nulles, justifie pleinement les paroles si prudemment scientifiques de M. le professeur Vulpian qui, après avoir énuméré les lésions anatomiques trouvées dans l'ictère grave, s'exprimait ainsi · « Dans quelques cas pourtant on observe pendant la vie les mêmes symptômes et on ne trouve pas la même lésion du foie soit qu'il n'y ait en réalité aucune altération, soit que les altérations ne soient pas de celles que l'on a jusqu'ici appris à reconnaître. »

Reins. — « On n'a pas accordé aux reins toute l'attention qu'ils méritent. » Depuis que Frerichs écrivait cette ligne dans la 1ʳᵒ édition de son Traité et signalait qu'il avait quelquefois rencontré la dégénérescence graisseuse des épithéliums, outre l'infiltration pigmentaire connue depuis longtemps, l'attention s'est de plus en plus portée sur les lésions·de ce filtre et son examen minutieux est aujourd'hui rigoureusement imposé ; si, exceptionnellement, il est indemne, on peut dire que son altération est la règle. Nous ne dresserons pas ici l'inventaire des cas justifiant cette manière de voir ; on pourra consulter sur ce point l'intéressante thèse de M. Decaudin, qui en a réuni un très grand nombre (1) et il serait facile d'ajouter à cette liste déjà longue. Bien plus, nonseulement le rein a été trouvé malade, mais on n'a pas tardé, dès que l'on a un peu regardé, à

(1) Des reins dans l'ictère et en particulier dans l'ictère grave. Th. de Paris, 1878.

constater l'analogie de ses lésions avec celles du foie. Genouville est le premier auteur qui, à notre connaissance, ait nettement indiqué cette ressemblance : « En comparant ce court exposé des lésions du foie, il est imposssible de ne pas trouver dans les deux cas une certaine analogie : même altération de structure intime, destruction des éléments primitifs des deux glandes qui semblent sous l'influence d'un même processus morbide.» (Th. Paris, 1859, p. 32.) Depuis cette époque un grand nombre d'observations ont confirmé cette opinion. Gubler signale le premier des cylindres granulo-graisseux dans les urines des ictères graves et chaque année apporte son contingent de faits, qui ont fini par se grouper et donner naissance à la théorie rénale de l'ictère grave (Bouchard, Brouardel, Decandin). Ces faits qu'il analysera plus loin d'une manière judicieuse et avec une grande précision, n'avaient point échappé à M. Rendu, ils le conduisent même aux conclusions des partisans de la théorie rénale (1), et cependant il place les altérations du rein parmi « *les lésions accessoires.* » Pour lui, en effet, la lésion primordiale est l'altération des cellules hépatiques ; mais elle manque très-souvent, ou est peu marquée, aussi ne pouvons-nous accepter pleinement cette division ; pour nous, nous croyons devoir placer ces lésions immédiatement à côté de celles du foie avec lesquelles nous montrerons ensuite leur similitude. *Lésions du foie et lésions du rein nous paraissent être, en effet, avec l'altération générale du sang dont elles dépendent, primitivement sans doute, et qu'elles contribuent à augmenter, les termes essentiels de la donnée pathologique : Ictère grave primitif.*

Dans une autre partie de ce travail nous verrons égale-

____

(1) M. Rendu est revenu sur ce sujet et s'est plus nettement encore affirmé partisan de la théorie rénale dans un article « De l'ictère, » Revue des sc. méd., 15 janvier 1879.

ment l'importance de l'état du rein dans l'ictère catarrhal et dans l'ictère chronique, mais ici nous nous occuperons spécialement du rein dans l'ictère grave primitif.

A l'œil nu, et avant qu'on ait enlevé la capsule, le rein paraît le plus souvent un peu tuméfié, ramolli. Son aspect général ressemble assez à celui qu'il offre dans la première période de la néphrite parenchymateuse surtout après celle de la scarlatine (Genouville). La capsule fibreuse peut être marbrée d'ecchymoses plus ou moins étendues ; elle est généralement lisse, se détache assez bien et si elle entraîne quelquefois une partie de la substance du rein, c'est le fait du ramollissement, non d'une adhérence anormale entre l'organe et son enveloppe, comme cela a lieu à une période avancée du mal de Bright.

A la coupe, la coloration générale est constituée d'ordinaire par un mélange de rouge sombre, dû à la congestion surtout intense de la région des pyramides et d'une teinte jaune irrégulière due à la dégénérescence graisseuse ou jaune verte due à la suffusion ictérique ; celle-ci domine principalement vers les papilles et dans la substance corticale relativement exsangue et qui contraste avec la substance tubuleuse par sa coloration.

Dans le parenchyme du rein, tout comme dans le foie, on peut observer aussi de petites hémorrhagies ; elles occupent principalement la substance corticale. D'ailleurs nous verrons que souvent, au niveau des glomérules, le microscope fait reconnaître de petites extravasations sanguines là où on n'avait rien distingué à l'œil nu.

Au microscope, on constate une altération générale de l'épithélium des tubes ; celui-ci est trouble, granuleux, déformé, manque en plusieurs points ; cela peut être considéré comme le premier stade analogue du premier stade de la lésion du foie; à ce moment ce sont surtout les tubes de Bellini qui sont atteints (Lecorché).

Dans les fièvres graves on sait que la néphrite catarrhale et l'albuminurie sont de règle presque constante pour ne pas dire absolue ; mais bientôt ces lésions superficielles sont dépassées, on observe alors la dégénérescence granulo-graisseuse des épithéliums, ainsi que leur déformation.

On peut moins ici que pour le foie faire un argument de leur disparition, puisque ces épithéliums sont entraînés par l'urine, mais on sait que tous les auteurs qui se sont occupés de l'examen des urines dans l'ictère grave (Budd, Virchow, Johnson, Nothnagel, Finlayson, Gubler, Lecorché, Mobiüs (1), etc.), ont signalé la présence de cylindres granulo-graisseux dans ce liquide. Les lésions rénales peuvent donc être aussi marquées que les lésions hépatiques ; quelquefois elles le sont beaucoup plus, ou mêmee xistent seules, dégénératives et de date récente, tandis que le foie est peu ou point altéré (obs. IV, Vallin). Cette dernière observation surtout est remarquable à ce point de vue ; M. Decaudin pense qu'il manque la preuve clinique qu'on ait eu affaire là véritablement à un ictère grave (p. 48), nous ne pouvons être de son avis. Au point de vue clinique c'est absoument le tableau de l'*ictère grave*. En effet, courbature, fièvre, puis ictère, épistaxis et hématémèse, tels sont les symptômes qui obligent le médecin à envoyer le malade à l'hôpital où il meurt deux jours après l'entrée, le quinzième jour à partir du début des accidents : le jour d'apparition de l'ictère n'est pas indiqué. A l'autopsie que trouve-t-on ? *Aucune altération du foie* ; mais le rein est lésé : « un grand nombre de tubes contournés sont rem-

---

(1) J. Mobiüs. Les reins dans l'ictère, Arch. der heilkunde, 1877. — Travail fait sous l'inspiration de Wagner et de Wunderlich, analysé en partie dans la thèse de Decaudin et cité par Straus (th. d'agrég.), par Rendu (Rev. des sc. méd., janv. 1879), mais paraissant se rapporter bien plus aux modifications entraînées dans le parenchyme rénal par l'élimination de la bile, qu'aux reins dans l'ictère grave proprement dit.

plis de cellules volumineuses, à contenu trouble et granuleux.
L'addition d'une petite quantité d'acide acétique fait pâlir ou
disparaître certaines granulations sans doute protéiques, et
rend plus apparents les globules graisseux qui masquent les
noyaux. Un certain nombre de tubes sont intacts. Les tubes
droits sont moins altérés. » La lésion du rein n'est pas très
considérable, mais elle est plus marquée que celle du fois,
elle est du même ordre. Il est regrettable qu'à l'époque où
cette observation, si complète à d'autres points de vue, a été
prise (1867), les recherches d'hématologie n'eussent pas encore acquis la place qu'elles occupent aujourd'hui en pathologie ; elles nous auraient peut-être fourni des notions importantes sur les causes de la mort. Dans l'observation de
M. Charcot (même thèse), les lésions du rein sont beaucoup
plus intenses. « Après l'incision, dans le suc qu'on obtient
par pression on constate au microscope la présence d'in-
nombrables gouttelettes huileuses, de telle sorte que la préparation offre le même aspect que le foie, les cellules des
tubuli sont pleines de granulations et de gouttelettes hui-
euses. » La maladie avait duré environ 15 jours.

Dans l'observation due à M. Becquerel, les reins furent
examinés par M. Vulpian; ils étaient volumineux et offraient
une altération profonde. Les tubuli de la substance corticale
étaient remplis d'un épithélium gonflé et rempli de gouttelettes graisseuses (Cours de l'E. de Méd. p. 148).

Comme dernier exemple des modifications survenues
dans la structure du rein pendant l'ictère grave, citons
les lignes suivantes du mémoire de MM. Arnould et Coyne,
d'autant plus importantes pour nous que, dans ces cas, la
maladie avait revêtu un caractère épidémique et qu'elle
entraînait très-rapidement la mort : « Les reins ont cons-
tamment offert un certain degré d'altération graisseuse dans
leur partie corticale, les pyramides de Malpighi et les glomérules étant respectés.»

Enfin, pour compléter la similitude avec ce qui se passe dans le foie, on a même dans les cas terminés par une mort rapide signalé l'apparition de noyaux embryonnaires dans le tissu conjonctif, de sorte qu'il y a alors une sorte de néphrite mixte. L'état embryonnaire des corpuscules et l'aspect général empêchent de penser que l'on a affaire dans ces cas à une lésion brightique plus ou moins ancienne.

Quant à la présence de la leucine et de la tyrosine, signalée dans le rein comme dans le foie, elle est due sans doute à un simple phénomène de transfert, nous n'insisterons pas.

De la description précédente, il résulte donc que les lésions du foie et du rein paraissent être de même nature, qu'elles offrent un certain parallélisme dans leur développement, que si le foie est plus souvent lésé, la lésion dégénérative peut être au contraire plus marquée dans le rein, et même presque exclusivement limitée à ce dernier (voir à ce sujet Grainger-Stewart (1) cité par Murchison).

Ici se présente une objection. La bile en traversant le filtre rénal pour être éliminée par les urines détermine une irritation de l'épithélium des tubuli, cela est établi depuis longtemps (2); il est possible encore que les matériaux de désassimilation (leucine, tyrosine, etc.) exceptionnellement contenus dans l'urine puissent aussi irriter les tubes. La lésion du rein, d'ordinaire postérieure à celle du foie, ne serait-elle pas due simplement à cette irritation produite par la bile ou les matières extractives? Cette objection se présente, il est vrai, naturellement à l'esprit, mais il est facile de répondre aussitôt par les raisons suivantes : 1° Les lésions du rein sont souvent plus avancées que celles du foie ; 2° la jaunisse est d'ordinaire

(1) Bright's diseases of kidney, 1868, p. 159.
(2) Frerichs, p. 105.

peu intense et l'élimination du pigment souvent peu abondante dans l'ictère grave ; au contraire dans l'ictère catarrhal où la coloration des téguments peut être beaucoup plus foncée, et même dans les ictères chroniques, l'examen chimique et histologique des urines est loin de déceler une lésion rénale aussi grave que celle à laquelle on a affaire dans l'ictère typhoïde. « Les ictères simples ne provoquent qu'exceptionnellement des néphrites légères (1) ; l'ictère simple chronique au contraire, celui qui est lié à un obstacle au cours de la bile, s'accompagne presque toujours de néphrite superficielle parenchymateuse, l'ictère typhoïde de néphrite parenchymateuse profonde. » (Lecorché, *passim*, p. 148.)

M. Decaudin pense (p. 48, 49) que c'est principalement à cette irritation de contact qu'est dû l'état du rein. Pour nous, loin de nier cette influence nous l'admettons au contraire très volontiers, mais à cause des raisons que nous avons données plus haut (v. aussi le chapitre *Urologie*), nous ne lui accordons dans l'ictère grave primitif que la seconde place comme importance et peut-être aussi comme date. C'est à une modification générale du sang que nous sommes porté à réserver la première, surtout dans les cas épidémiques. En effet, on sait qu'il n'est pas rare de voir des ictères, même intenses, persister 6, 12, 15, 18 mois sans lésions rénales pouvant appeler l'attention, et, au contraire, dans l'ictère typhoïde, en 6, 8, 10, 15 jours, la partie réellement importante, active du rein est complètement dégénérée. La similitude des lésions du foie et du rein, que nous nous sommes efforcé de rendre évidente, la prédominance des lésions tantôt dans l'un, tantôt dans l'autre de ces parenchymes, quelquefois isolées, bien plus souvent simultanées et pour ainsi dire connexes nous fait admettre une seule et même

(1) Möbius soutient que l'ictère par lui-même conduit à la dégénération graisseuse des reins. (V. th. Decaudin, p. 42.)

cause, et cette cause, en raison des fonctions du rein et du foie sans cesse traversés par un courant sanguin très considérable, nous sommes amené logiquement à l'attribuer à une dyscrasie du sang.

Sang. — Frerichs, dans le chapitre anatomie pathologique de l'ictère grave, ne parle pas de l'état du sang; mais en traitant de la pathologie générale de l'ictère (1), il mentionne qu'il a trouvé dans ce liquide de la leucine et de la tyrosine. M. Vulpian (p. 149) s'exprime ainsi :

« Quant au sang, le plus ordinairement il est altéré, il a peu de tendance à se coaguler, et à l'examen microscopique il présente tous les caractères du sang *dissous*, c'est-à-dire que les globules rouges sont moins nombreux, une grande partie a disparu par la dissolution et beaucoup de ceux qui restent ont perdu leur aspect discoïde pour prendre une forme sphéroïdale. Le sérum a une teinte rougeâtre et le sang a un peu une teinte lie de vin. Il contient d'ailleurs des substances qu'on n'y trouve pas à l'état normal comme la tyrosine, la leucine (2), la xanthine, l'hypoxantine, produits de dénutrition qui résultent de la décomposition des matières azotées. Ajoutez à cela une augmentation des proportions de l'urée, des matières grasses et de la cholestérine, et vous aurez une idée de l'ensemble des lésions qu'on observe dans l'ictère grave. » Et quelques lignes plus loin : « En résumé, les lésions qu'on observe le plus ordinairement ne sont pas celles du foie, ce sont les altérations du sang. » Disons en outre qu'à

(1) P. 100, 2ᵉ édition, p. 242. — Il signale aussi, à la suite de l'observation XIX, une notable quantité d'urée dans le sang recueilli post mortem chez une femme enceinte, morte d'atrophie jaune aiguë.

(2) D'après Scherer, cité par Rendu, il y aurait à ce point de vue une différence considérable entre le sang des veines caves et sus-hépatiques, très riche en leucine, et celui du cœur gauche qui en serait dépourvu.

l'œil nu et au doigt, tout comme au microscope, le sang offre les caractères du *sang dissous*, ceux qu'il offre après les py-rexies ou les maladies infectieuses, c'est-à-dire qu'il est bru-nâtre couleur sépia, diffluent, poisseux au toucher et infiltré sous forme d'ecchymoses dans la plupart des organes, sur-tout à la surface de la peau et des séreuses. »

Depuis les leçons du savant professeur de physiologie, quelques analyses du sang ont permis d'enregistrer des faits, — quelques-uns bien incomplets, il est vrai, — dont nous devons dire quelques mots. Dans l'observation II, le sang a été examiné dès les premiers jours, alors que l'élimination de l'urée et des matières extractives se faisait très abondamment par les urines, et on a trouvé qu'il n'y avait que 8 gr. 5 de matières extractives par litre. Sur 8 observations, MM. Ar-nould et Coyne ont analysé deux fois le sang et l'ont trouvé pauvre en urée ; ces analyses sont donc en contradiction avec ce que l'on pensait jusqu'ici, mais sont interprétées par les auteurs en faveur d'une théorie nouvelle qui compte de nom-breux partisans (Murchison, Charcot, Brouardel). « Le foie, s'atrophiant, fait moins d'urée, il y en a moins dans le sang. »

La première analyse a été faite avec du sang recueilli après la mort, il contenait 0,0944 d'urée pour 1000 ; la seconde avec du sang recueilli quelques heures avant la mort, il con-tenait 0 gr. 115 d'urée pour 1000 gr. La proportion normale de l'urée dans le sang étant de 0,142 à 0,177 gr. pour 1000 d'après Robin (1). Celle-ci était donc notablement diminuée. Un seul examen microscopique du sang a été pratiqué, il a

(1) Nous n'avons pu retrouver ces chiffres dans le traité de Robin (Leçons sur les humeurs normales et morbides, 1867), nous les admettons cependant comme moyenne physiologique. Elle se rapproche beaucoup du chiffre 160, donné par Picard, par Meissner et Shepard, admis par Longet, Béclard, Lécorché, et d'ailleurs aussi par M. Robin, p. 689 (même traité); mais ils diffèrent de ceux donnés par le même auteur, p. 79 et 89, dans le tableau analytique de la composition du sang à l'état normal.

permis de reconnaître que les globules étaient absolument intacts.

Quelques objections doivent être faites au sujet de ces analyses. Pour la première, on ne dit pas dans quelle région le sang a été pris ; cette indication est cependant indispensable, car l'urée varie de quantité à l'état physiologique comme à l'état morbide, dans le sang des diverses parties de l'économie (Robin, Scherer). Dans la deuxième il a été recueilli au moyen de ventouses scarifiées appliquées sur la poitrine (communication orale de M. Coyne), et nous pourrions avoir, malgré quelques objections de détail, un chiffre approximativement comparable à celui qui est donné comme moyenne physiologique. L'urée serait donc ici diminuée dans le sang dans des proportions assez élevées (1/3 ou 1/4) ; malheureusement cette observation est incomplète à un autre point de vue. Quelle a été la quantité d'urée éliminée par le rein ce jour-là?—Il ne nous a pas été possible, malgré nos efforts, d'utiliser les chiffres indiqués par le tableau annexé au mémoire dû à M. Thibaut, ancien interne en pharmacie des hôpitaux de Paris, chef de laboratoire à Lille, et dans lequel la troisième analyse correspond à la sixième observation. On en comprendra la raison en étudiant comparativement celui-ci et les observations rapportées dans le mémoire.— Il aurait été d'un grand intérêt d'être fixé sur ce point, car on peut se convaincre, d'après diverses analyses publiées sur ce sujet, que si dans les derniers jours l'urée diminue dans les urines, c'est dans des proportions très variables.

On voit toute l'importance de ces recherches ; si, en effet, le rein éliminant moins d'urée, on reconnaît que le sang où l'on croyait ce produit accumulé en contient aussi moins qu'à l'état normal, la théorie soutenue avec talent par M. Brouardel reçoit de ce fait une confirmation importante précisément au moment où elle est discutée. Au point de vue de la pathogénie des accidents cette constatation serait aussi très importante, car alors on ne pourrait plus rapporter les accidents observés à l'urémie proprement dite, il faudrait accuser la rétention des matières extractives dans le sang (1). D'ailleurs à ce point de vue le travail de M. Quinquaud mérite encore de fixer notre attention.

Dans les cas d'ictère grave primitif, auxquels il réserve le nom de *plasmopathie cellulaire*, M. Quinquaud n'a trouvé ni augmentation d'urée, ni accumulation des substances extractives, mais changement de ces dernières qui sont surtout de la sarcine, pseudo-leucine, leucine des corps des séries $C^n H^2_n + 1\ Az\ 0^2$, $C^n H^2 n\ 1\ Az\ 0^2$. De plus, ces mêmes corps altèrent l'hémoglobine qui, dans ces circonstances, absorbe moins d'oxygène qu'à l'état normal. L'hémoglobine est cependant en quantité normale, il y a donc une partie du sang qui est altérée et incapable de prendre l'oxygène. Rappelons que, dans ces derniers temps, M. Cuffer a constaté que dans l'urémie « les globules rouges sont très résistants, paralysés, que leur capacité d'absorption pour l'oxygène est très diminuée ; ces altérations résultent de l'action sur les globules sanguins de matières extractives (carbonate d'ammoniaque et créatine) retenues dans le sang. » On peut se demander si les matières extractives un peu différentes constatées par M. Quinquaud n'auraient pas la même action, ou du moins une action très analogue. Rapprochées les unes des autres, ces expériences peuvent le laisser penser, mais elles appellent encore une constatation directe. La leucine et la tyrosine, déjà injectées dans les veines d'un animal (Frerichs), n'ont pas amené, il est vrai, de désordres importants, mais il en a été de même pour l'urée (Ségalas, Treitz, Zälesky, Cuffer) et l'on a pu dire que « l'urée est un poison négatif qui, ne faisant pas le mal, empêche le bien. »

____

(1) Déjà Chalvet, Scherer et quelques autres médecins physiologistes avaient soutenu cette manière de voir à propos de l'urémie dans le mal de Bright.

Rate. — La rate est très souvent altérée : Frerichs l'a trouvée, sur 23 cas, 19 fois hypertrophiée et pense que dans les cas où l'intumescence fait défaut, cela provient de causes qui peuvent être constatées, comme un épaississement de la capsule ou bien des hémorrhagies profuses par les racines de la veine porte.

M. Vulpian admet que l'altération de la rate est peut-être plus fréquente que les lésions caractéristiques du foie. MM. Arnould et Coyne sont portés à ne pas attacher d'importance à cette tuméfaction ; l'avis contraire est plus répandu et il faut reconnaître que la rate à la suite de l'ictère grave peut se trouver congestionnée, ramollie et augmentée de volume, comme on le constate dans la plupart des fièvres générales et en particulier dans le typhus (Griesinger) et dans la fièvre typhoïde. Il ne faut pas oublier non plus qu'il y a entre la circulation de la rate et celle du foie des relations anatomiques et physiologiques de premier ordre et que le foie est souvent altéré d'une manière profonde.

Cœur. — Pâle, présente quelquefois une surcharge graisseuse. Le myocarde examiné au microscope a parfois permis de reconnaître sa dégénérescence granulo-graisseuse ; cet état anatomique explique pourquoi les battements perçus par l'auscultation sont souvent sourds, peu distincts et comme éloignés de l'oreille. Quant au bruit de souffle qui a été quelquefois mais non toujours perçu, son interprétation peut donner lieu ici aux mêmes discussions qu'a fait naître le souffle entendu dans la plupart des affections générales.

Le péricarde surtout à sa face interne peut offrir une teinte ecchymotique.

Nous serons bref sur les lésions des autres organes (estomac, intestins, poumons, téguments internes ou externes, muscles, centres nerveux); on peut dire d'une façon générale qu'ils offrent à degrés variables les lésions qu'on peut observer dans toutes les fièvres graves et en particulier dans celles à tendance hémorrhagique (apoplexie pulmonaire, congestion, ramollissement hémorrhagique des muqueuses ou des séreuses, pétéchies, dégénérescence au début, ou même assez avancée des fibres musculaires); mais ces altérations n'ayant rien de constant ni de caractéristique nous n'y insisterons pas.

L'examen des centres nerveux et de l'encéphale ne fournit pas l'explication des phénomènes observés pendant la vie, ainsi que l'avaient pensé quelques auteurs et Buhl en particulier. Le liquide céphalo-rachidien offre une coloration jaune qui donne une teinte particulière aux méninges et à la surface du cerveau et dont l'intensité varie avec l'intensité de l'ictère. Dans des rares cas on a signalé l'hémorrhagie méningée.

Dans quelques observations on a mentionné des troubles de la vision en dehors de toute xanthopsie ; comme dans ces cas il y avait généralement albuminurie, il serait intéressant de constater, si des faits analogues se reproduisaient, quel est dans ces circonstances l'état du fond de l'œil.

Nous n'avons pas besoin de dire que tous les organes en général ont une coloration jaune tenant à la suffusion ictérique; toutefois nous avons signalé incidemment qu'elle est d'ordinaire peu marquée, et nous verrons, en nous occupant des symptômes, que l'ictère diminue souvent au moment où les phénomènes deviennent de plus en plus graves.

TABLEAU CLINIQUE. — OBSERVATIONS.

Les dénominations différentes imposées à l'affection que nous avons à décrire (*ictère pernicieux aigu, typhoïde, hémorrhagique essentiel, grave, fatal*), pour prendre seulement celles qu'ont fait naître ses allures cliniques variables nous avertissent déjà des difficultés qu'il y aura à nous acquitter de notre tâche avec ordre et concision. Cependant un examen attentif des faits ne tarde pas à montrer qu'on peut diviser tous les cas en trois groupes. Selon que les hémorrhagies ou les phénomènes nerveux occupent plus spécialement la scène ou que ces deux ordres de symptômes sont réunis sans prédominance spéciale de l'un d'eux, on a : 1° une forme hémorhagique ; 2° une forme nerveuse ; 3° une forme mixte ou commune. Cette dernière est la plus fréquente ; c'est celle que nous prendrons pour type de notre description.

Dans la majorité des cas, le début est insidieux. Un sujet sain, jusque là bien portant, sans cause connue, ou après une fatigue, après une émotion morale vive, est pris au milieu d'une excellente santé d'accidents qui ressemblent aux prodromes de la fièvre typhoïde, mais avec cette particularité que l'affaissement et les troubles gastro-intestinaux assez marqués s'accompagnent d'une douleur épigastrique et d'une tension pénible dans l'hypochondre. Ces symptômes durent plus ou moins longtemps, et laissent croire à l'existence d'une fièvre continue jusqu'au moment où l'apparition de l'ictère, et la marche des accidents rapidement aggravés font reconnaître l'ictère grave. D'autres fois, au contraire, l'invasion est beaucoup plus brusque, semblable à celle de la variole, avec frisson, vomissements, rachialgie, courbature générale, bientôt après l'ictère se montre, la maladie est arrivée à la période d'état ; comme dans le cas précédent les phénomènes nerveux augmentent progressivement, ils justifient, réunis à la coloration jaune de la peau, le titre d'*ictère typhoïde* donné à l'ensemble clinique. Cependant tandis que la céphalalgie et l'insomnie déjà si pénibles pour le malade se prononcent encore davantage, tandis que la stupeur s'accentue, que les hémorrhagies surviennent, que le délire peut se montrer et réuni à une agitation extrême donner à la maladie la forme ataxique au lieu de la forme adynamique qui est la plus commune, on remarque non sans quelque surprise que le pouls et la température, loin d'avoir cette marche régulière ascendante pathognomonique de la fièvre typhoïde, ont une marche le plus souvent irrégulière et qui déconcerte.Tantôt après une exacerbation fébrile soutenue quelques jours, la température tombe au voisinage ou au-dessous de la normale, (obs. IV), d'autres fois au contraire, sa marche est inverse, (voir tracé, obs. VI), plus souvent encore elle paraît absolument capricieuse. A ce moment on peut voir les urines devenir rares et même se supprimer presque entièrement ; les hémorhagies si elles n'ont déjà paru dès le début peuvent se faire jour par diverses voies en même temps ; des pétéchies, des ecchymoses marbrent la peau devenue jaune et impriment un facies caractéristique au malheureux patient qui ne tarde pas à mourir dans un coma profond parfois précédé de convulsions.

Tel est le tableau rapide de l'ictère typhoïde quand sa terminaison est fatale, mais il n'en est pas toujours ainsi, souvent le malade qu'on avait cru voué à une mort certaine et pour lequel, la veille au soir, on avait porté un pronostic très-grave, est trouvé dans un état d'amélioration notable à la visite du lendemain. L'ictère a cependant peu changé, mais c'est la stupeur, ce sont les phénomènes nerveux qui ont considérablement diminué d'intensité. Il y a eu une véritable *crise*, et c'est à la suite d'une diaphorèse abondante, d'une polyurie d'autant plus remarquable que la veille encore les urines étaient rares et presque nulles (faits d'Hirtz d'Hervoüet), ou d'une diarrhée profuse (Robin, Rendu) qu'est survenue cette amélioration inattendue mais que nous apprendrons cependant à espérer. Une autre cause de surprise c'est de voir le foie, dans les cas où ses dimensionsayant diminué au début de la maladie avaient fait porter le diagnostic anatomique atrophie jaune aiguë (faits de Hirtz, Hervouet, Brouardel Bouchard), reprendre rapidement ses dimensions en même temps que survient l'amélioration générale.

Il y a quelque chose dans la marche de la maladie qui ressemble à ce qu'on observe pour le typhus ; l'amélioration a été brusque, elle s'est faite en un jour, un jour et demi, quelquefois même dans l'intervalle d'une visite à l'autre, la convalescence au contraire est lente. L'appétit se réveille, la polyurie persiste pendant plusieurs jours, l'ictère diminue, le sommeil revient, la céphalalgie disparaît mais la faiblesse générale persiste longtemps, les forces ne reviennent qu'avec lenteur, le malade secoué si brusquement et si profondément garde encore dans tout son être comme un souvenir de l'ébranlement profond qu'il vient d'éprouver, et on dirait qu'il hésite avant de reprendre l'entier fonctionnement de ses organes et de ses facultés. La guérison établie a toujours été définitive. Tel est l'autre mode de terminaison de *l'ictère typhoïde*. Il est, du moins à notre avis, bien plus fréquent qu'on ne le croit ; car *l'ictère grave* n'est pas seulement — suivant une définition bien connue et nous oserions presque dire tout aussi inexacte, — *l'ictère dont on meurt*. Et cependant, grâce sans doute à la concision de ces termes bien faits pour frapper l'esprit et y rester gravés, cette définition a eu presque dans les dernières années la force d'un axiome, au point que l'on croyait à un cas exceptionnel sinon à une erreur de diagnostic quand on était en présence d'une terminaison heureuse (Frerichs). Plusieurs cas de ce genre ayant été observés on essaya même d'en faire une affection spéciale différente de la première et désignée sous le nom d'*ictère pseudo-grave*. La thèse de M. Grellety-Boswiel résume une manière de voir qui a eu pendant quelques instants (1873) assez de faveur et contre laquelle on réagit maintenant. *L'ictère typhoïde qui arrive à la guérison est de même nature que l'ictère typhoïde entraînant une issue fatale.* Voilà une proposition qui peut être affirmée aujourd'hui, et doit remplacer celle que nous avons énoncée plus haut.

Dans uns épidémie de typhus, on voit parfois la maladie évoluer d'une manière identique chez ceux qui succombent et chez ceux qui guérissent. On ne saurait défendre, dans ces circonstances, l'idée que les premiers ont eu le typhus vrai et les autres un pseudo-typhus ; il semblerait beaucoup plus juste d'admettre que les conditions de résistance étaient meilleures chez ceux qui ont échappé au danger, ou bien encore que chez eux la maladie a pu être atténuée dans son intensité ou dans sa forme ; or, ce sont ces mêmes conditions qui font, d'après nous, la léthalité variable dans l'ictère typhoïde.

Après avoir ainsi exquissé le tableau clinique de l'affection que nous avons à étudier, il faut montrer les faits tels qu'on les observe au lit du malade ; aussi, avec l'importante observation de notre savant maître M. le professeur Bouchard, allons-nous placer ici plusieurs observations inédites qui offrent assez bien les différents aspects sous lesquels peut se présenter l'ictère grave primitif. Il nous aurait été facile d'en réunir un plus grand nombre en rapportant quelques-unes de celles qui ont été déjà publiées ; mais nous n'avons pas voulu augmenter le nombro do ces observations déjà un peu longues, nous nous bornons à renvoyer aux ouvrages (1) dans lesquels il sera toujours facile de les retrouver et à résumer ce qui pourra être le plus utile à notre description.

(1) Mémoire de Lebert ; Budd Diseases of liver ; Vallin, Murchison, Ozanam, Genouville, Carville, Brouardel, Arnould et Coyne.

Observation I (inédite). — Due à l'obligeance de M. le Dʳ Alb. Robin.

Ictère typhoïde; hémorrhagies et phénomènes nerveux; albuminurie; polyurie et polyurée; guérison; convalescence lente; type mixte.

F... (Louis), 54 ans, journalier, entre à l'hôpital Beaujon le 17 juin 1874, salle Saint-Louis, nº 32, service de M. Gubler. Sorti le 5 octobre guéri.

F... n'a jamais eu de maladies; il nie toute habitude alcoolique, ne vomit pas le matin au réveil; ne rêve pas la nuit, ne tremble pas; c'est un homme robuste et de bonne apparence. Il est malade depuis cinq jours au moment de l'entrée; sa maladie a débuté par un frisson violent d'une demi-heure de durée environ; un sentiment de courbature générale, avec céphalalgie, rachialgie et douleur dans les masses musculaires des cuisses a succédé au frisson. Vers le soir du premier jour, la fièvre s'est allumée avec une certaine intensité; trois jours après le début de ces accidents, apparition d'un ictère ou plutôt d'une suffusion jaunâtre généralisée, car au dire du malade, la coloration de la peau était à peine caractérisée et n'était bien apparente qu'aux conjonctives, d'ailleurs F... avait remarqué que, dès le premier jour, les urines avaient pris une coloration foncée.

Le quatrième jour de la maladie (veille de l'entrée) F... eut une épistaxis extrêmement abondante. Pendant toute cette période qui a précédé l'entrée à l'hôpital, la fièvre a persisté continue avec une exaspération vespérale perçue par le malade; il a eu une insomnie rebelle, la céphalalgie a été violente et continue, l'appétit perdu, la soif vive, de plus, il n'y a point eu de garde-robes pendant ces cinq jours.

Au moment de l'entrée, nous le trouvons dans l'état suivant : le malade est profondément déprimé, ses forces ont tellement diminué depuis le début de la maladie, qu'il recule devant le moindre mouvement, l'ictère a augmenté, d'après le malade, mais son intensité n'est pas excessive, et la peau n'est que légèrement safranée.

La percussion dénote une augmentation légère du volume du foie qui déborde d'un travers de doigt et demi le rebord des fausses côtes : de plus, l'organe est un peu sensible à la percussion; anorexie, langue normale : le malade n'a ni nausées, ni vomissements, la constipation est toujours absolue.

18 juin.—Epistaxis abondante ce matin : pendant la nuit il est survenu une poussée de purpura dont les taches sont disséminées sur toute la surface du corps, sauf sur la face ; quelques-unes, les plus nombreuses, ne dépassent guère la dimension d'une piqûre de puce, mais au niveau des mollets et sur les bras, on en voit qui ont le diamètre d'une pièce de 0 fr. 50 à 1 franc. Le pouls est petit, mou et dépressible. Par instant on perçoit des irrégularités manifestes, plus rarement de vraies intermittences. Le tracé sphygmographique a, pour principaux caractères, une ligne d'ascension courte et presque verticale, une ligne de descente un peu onduleuse. F... a d'ailleurs un peu de dyspnée et dit ressentir quelques palpitations ; l'auscultation révèle à la pointe un souffle systolique très-doux. F... affirme n'avoir jamais ressenti aucun symptôme fonctionnel du côté du cœur.

L'urine contient une petite quantité de matière colorante de la bile, beaucoup d'hémaphéine et d'albumine.

Urines, 1050 gr. ; urée, 13 gr. 65 ; T. m., 38 ; 6 ; acide urique très-diminué ; T. s., 39,1.

Traitement : 2 verres d'eau de Sedlitz, 4 bouillons, limonade vineuse.

Le 19. Epistaxis très-abondante pendant toute la nuit et une partie de la matinée. Nouvelle poussée de purpura ; fuliginosités noirâtres autour du nez et de la bouche ; langue fendillée, sèche, noirâtre ; gencives fongueuses et saignantes ; deux garde-robes décolorées ; insomnie ; en somme, état typhoïde assez accentué.

Urines, 800 gr. ; urée, 14 gr. 60 ; T. m., 38,7 ; P. 92, moins dépressible, moins irrégulière ; T. s., 39,4.

Traitement : Julep acétate d'ammoniaque 6 gr., potion 4 gr., extrait de quinquina, limonade vineuse.

Le 20. Ictère augmenté, mais sans que la coloration de l'urine subisse une augmentation parallèle ; foie toujours douloureux, ne dépasse plus que d'un demi-travers de doigt le bord des fausses côtes ; agitation excessive et délire pendant la nuit ; ce matin on observe de petits mouvements convulsifs et de la contracture dans les membres inférieurs ; vision moins nette, comme au travers d'un brouillard.

T. m., 38,2 ; P. 94 ; urines, 1000 gr. ; urée, 11 gr. 20 ; soir, symptômes nerveux diminués ; torpeur ; T. s., 39,5.

Le 21. Délire durant toute la nuit ; même état ; T. m., 37 ; P. 68 ; T. s., 38,6 ; urines, 750 gr. avec un léger dépôt de sang.

Le tracé sphygmographique diffère de celui du premier jour, le pouls est plus lent, la ligne d'ascension oblique se continue en formant presque uue courbe avec celle de descente.

Le 22. Légère amélioration ; torpeur moins profonde ; moins de délire nocturne ; pendant la nuit, 4 garde-robes toujours décolorées. On ne sent plus le foie au-dessous du rebord des fausses côtes ; éruption d'urticaire sur les membres supérieurs et au niveau des genoux. T. m., 37,3 ; P. 78 ; T. s., 38,2 ; urines, 1000 gr.

Le 23. Nuit meilleure ; il n'y a plus de délire ; 5 garde-robes diarrhéiques grises ; épistaxis hier au soir ; langue toujours sèche, anorexie toujours complète ; l'éruption d'urticaire s'est généralisée ; gonflement de la région parotidienne droite, avec saillie vers le plancher de la bouche ; tuméfaction dure, rouge, douloureuse ; urines, 2 gr. 632 ; urée, 23 gr. 68 ; T. 38,3 ; P. 90.

L'albumine est toujours en proportion assez considérable, mais la matière colorante de la bile a disparu.

Le 24. L'urticaire augmente ; parotide moins douloureuse ; T. m., 38,4 ; P. 82 ; urines, 2700 gr. T. s., 39,3.

Le 25. 10 garde-robes pendant la nuit ; selles émises ce matin légèrement jaunes ; la région parotidienne prend l'apparence érysipélateuse. A l'angle de la mâchoire, œdème, fluctuation ; urines, 2500 gr. ; urée, 21 gr. 25 ; T. m., 38 ; P. 84.

Le 26. Le malade demande à manger ; urines, 2400 gr. ; coloration normale, se troublent et fermentent rapidement ; T. 37,8 ; P. 84 ; albumine diminuée.

Le 28. Urticaire presque complètement disparu ; progression de l'amélioration ; urines, 2300 gr. ; urée, 34 gr. 50 ; T. m., 37,8 ; P. 96 ; T. s., 38,2.

Le 29. Urines, 2000 gr. ; urée, 29 gr. 04 ; T. m., 37,2 ; P. 80 ; T. s., 38 ; plus d'albumine.

1er juillet. Ictère diminue ; parotide toujours aussi grosse ; le malade mange un œuf ; urines, 2500 gr. ; urée, 32 gr. 50 ; température normale.

Le 2. Urines, 1500 gr.

Le 3. L'ictère a presque complètement disparu ; urines, 2600 gr.

Le 4. Le gonflement parotidien paraît diminué ; une portion. Urines, 2800 gr. ; urée, 23 gr. 40.

Le 5. Desquamation au niveau de la parotide ; poussée érysipélateuse autour du nez ; urines, 1500 gr. T. m., 38,2 ; P. 82 ; T. s., 38,6.

Le 6. Même état ; urines, 2400 gr. ; T. m., 38 ; T. s., 38,3.

Le 7. Amélioration ; l'érysipèle s'efface ; urines, 2900 ; urée 17,40

Le 10. Fluctuation parotidienne assez nette ; la pression fait sourdre du pus par le canal de Sténon ; incision à l'angle de la mâchoire ; écoulement de pus abondant.

Le 17. Formation d'un abcès sus-hyoïdien ouvert le 25 ; quelques accidents dans la convalcesence ; anthrax à la nuque le 25 août, le 10 septembre il y avait une tuméfaction ; ouverte le 16, elle donne lieu à une quantité de pus assez considérable.

Le malade sort guéri le 5 octobre ; M. Robin l'a revu plusieurs fois depuis cette époque, il se porte très-bien.

Cette observation est un bel exemple d'ictère typhoïde à début brusque, (forme mixte, nerveuse et hémorrhagique) s'étant terminé par la guérison ; jusqu'au moment de la crise le tableau est absolument le même que dans les cas terminés par la mort. Cette observation par la marche des accidents, par sa terminaison favorable succédant à des phénomènes critiques multiples, mais dont le plus important est peut-être la polyurie avec augmentation dans la quantité d'urée excrétée, constitue un fait très-probant en faveur des idées que nous soutenons.

Tout à côté de cette observation, nous placerons le résumé de l'histoire partout citée du fameux malade de M. Bouchard. Nous n'avons pas besoin d'insister sur ce point, que c'est à partir de la leçon dans laquelle le savant professeur interprète d'une manière si judicieuse les conditions qui ont amené la guérison de son malade, que s'est vulgarisée l'idée dont la fortune devait être si rapide et que nous pouvons résumer de la façon suivante : « Le fonctionnement normal des reins dans l'ictère grave est l'élément principal et l'on peut dire indispensable d'un pronostic favorable. »

L'observation d'abord citée dans le mémoire de M. Brouardel, à qui nous empruntons le résumé suivant, a été publiée in extenso dans la Gazette hebdom. (nos 1 et 3, 1877) où l'on devra la consulter. Nous regrettons que la longueur nous empêche de l'insérer en entier; M. le D⟨r⟩ Michel en la publiant. l'a accompagnée de commentaires très intéressants qui reproduisent la pensée des leçons de M. Bouchard.

OBSERVATION II (recueillie par M. Michel).

Atrophie jaune aiguë du foie; augmentation de l'urée au début de la maladie; diminution considérable de l'urée, coïncidant avec les accidents graves; polyurie; guérison.

Homme âgé de 60 ans, malade depuis neuf jours, entre à la Charité, salle Saint-Jean-de-Dieu, n° 18, le 20 janvier 1873. Autrefois, excès alcooliques; sobriété depuis plusieurs années; pas de signes d'alcoolisme. En 1842, il a eu un ictère qui guérit rapidement sans symptômes graves; depuis lors, excellente santé.

13 janvier. Céphalalgie intense, lassitude générale, perte d'appétit. Cet état persiste jusqu'au 18. Pendant la nuit: frisson, épistaxis; le malade entre à l'hôpital (le 20); la veille, il était allé au Bureau central, mais n'avait pas été admis, à ce moment-là, d'ailleurs, il n'avait ni coloration ictérique, ni aucune douleur dans l'hypochondre.

Le 20. L'affaiblissement est si marqué qu'on est obligé non seulement de le transporter à l'hôpital mais encore de le monter dans la salle. Ictère limité aux sclérotiques serait apparu après une vive querelle.

Le 21. L'ictère se généralise; peau jaune, presque rougeâtre, dans toute son étendue; foie peu considérable; son bord inférieur n'atteignait pas celui des fausses côtes. Palpation douloureuse, douleurs irradiées en haut et jusque dans l'hypochondre gauche.

L'abdomen n'était plus distendu; il y avait un peu de gargouillement dans la fosse iliaque droite et le malade déclara que depuis deux jours il était débarrassé d'une diarrhée qui avait duré cinq jours.

Appétit nul, bouche amère, langue sèche, noire. Rien dans les poumons, ni au cœur, urines franchement ictériques. P. 32; T. r., 37,8. Erythème circiné sur l'abdomen et la partie supérieure des cuisses.

Malade immobile dans le décubitus dorsal; facies inerte, sans expression; il faut répéter plusieurs fois les questions sans se faire comprendre. En un mot aspect typhique. Ces symptômes firent porter le diagnostic *ictère grave*. (Ventouses scarifiées, 5 sur la région du foie; potion avec acétate d'ammoniaque, 8 grammes; lavement avec sulfate de quinine.

Les selles rendues étaient décolorées ; les urines fortement ictéri-ques donnaient la réaction caractéristique de la bilirubine. Voici leur analyse; quantité d'urine rendue en vingt-quatre heures: 2,540 cc. D.,1015. Réaction légèrement alcaline. Matières minérales, 29 gr. 26. Urée, 43 gr. 18. Matières extractives, 81 gr. 50.

L'analyse du sang donna 8 gr. 5 de matières extractives par litre. Chiffre peu élevé.

La nuit fut mauvaise, agitée par des rêves professionnels, l'érup-tion disparut. Même état local et général.

Le 23. Le foie a diminué de volume. Ligne mammaire, 6,5 cent. de matité. Ligne axillaire,9,5. T. r., m., 37,4; s., 37,8. P. m., 80 ; s., 88.

Vers le soir, il y eut une notable amélioration ; le malade s'endor-mit tranquillement mais fut réveillé au milieu de la nuit par un frisson.

Le 24. Fièvre. T. r., M., 39,4 ; s., 39,4. P. m., 92 ; s., 96. Amai-grissement notable.

Le 25. La fièvre cesse. T. r., 37,6. P., 80.

Le 26. T. r., m., 37,4; s., 37, 2. P. m., 80; s., 76.

L'état typhoïde persiste, la langue est sèche. L'atrophie du foie augmente. Ligne mammaire, 3 cent. 5. Ligne axillaire, 5.

Dans la nuit, hémorrhagie intestinale, la première qui ait paru.

Le 27. Grande amélioration. Le malade se trouve mieux. T. r., m., 37,4 ; s., 37,2. P. m. et s., 80.

L'analyse des urines donne: quantité en vingt-quatre heures, 2,230 cc. D. 1015. Urée, 24 gr. 5.

Le 29. Nuit bonne. Epistaxis peu abondante mais persistante. L'état général s'améliore, la langue n'est plus sèche, plus d'aspect typhique. Foie encore douloureux mais le volume n'a pas encore di-minué. L'ictère s'efface.

Le 30. L'amélioration continue. Les selles redeviennent jaunes. Le malade demande à manger. Mais le 31 et pendant cinq jours l'état redevient grave, typhique en apparence, la température oscille au-tour de 39,5. Les épistaxis se renouvellent, la faiblesse est extrême l'ictère devient plus foncé, mais le volume du foie ne diminue pas.

A ce moment l'urée ne se chiffre plus que par 1 gr. 50 à 3 gr. 50 par jour, mais les phosphates ne disparaissent pas, ils restent au-dessus de la normale de 5 à 7 grammes.

Enfin, le 6 février, les phosphates diminuent comme l'urine et on trouve dans l'urine de la leucine et de la tyrosine.

A ce moment, les urines jusque-là très abondantes, diminuent et tombent au-dessous de la normale; du 6 au 10 février, leur densité diminue également et tombe à 1088; pendant ce temps l'état général s'aggrave et la température tombe à 36 le 8 au soir.

Cet abaissement de la température avec diminution de l'élimination de l'urée fit penser à l'urémie.

Les jours suivants, nouvel accident : érysipèle de la face. Nouvelles hémorrhagies nasales et intestinales. État général grave, mais les urines redeviennent abondantes et la température oscille entre 36,8 et 38,2.

Le 12. Les urines augmentent encore, 3990 cc., et les épistaxis cessent définitivement.

Le 13, les hémorrhagies intestinales s'arrêtent.

A partir de ce moment, un mois après le début des accidents, l'amélioration est graduelle, l'appétit revient lentement; à la teinte ictérique succède une extrême pâleur.

Le 19. Alimentation.

Le 26. Eschares au sacrum, fièvre, délire.

3 mars. Convalescence franche, mais les urines restent alcalines jusqu'au 19. Elles ne redeviennent acides que ce jour.

Le malade reste plusieurs jours encore à l'hôpital; sort guéri en avril.

Qu'il nous soit permis de faire ici remarquer que M. Brouardel range cette observation parmi les ictères pseudo-graves, tandis que M. Bouchard l'intitule atrophie jaune aiguë du foie. Or, cette dernière appellation, pour presque tous les médecins, est synonyme d'ictère grave. Cet exemple justifie donc la réunion que nous voulons établir.

L'observation suivante à été recueillie par notre ami Vermeil, dans le service de M. Guéneau de Mussy suppléé par M. Fernet; là, encore, on avait pronostiqué une terminaison fatale à courte échéance, tout semblait justifier la sévérité du pronostic et l'on a vu survenir la guérison. C'est donc un autre cas d'ictère typhoïde guéri et à ce point de vue l'observation nous a paru très intéressante à rapporter. Au moment où ce cas a été observé, l'attention ne s'était pas encore portée comme aujourd'hui sur les signes séméiologiques importants que peut fournir l'urologie de cette affection; toutefois on verra qu'on y signale que l'amélioration a coïncidé avec une augmentation de l'urine. Faisons remarquer, en outre, que les hémorrhagies sont ici le symptôme prédominant et permettent de faire rentrer ce cas dans les formes hémorrhagiques.

OBSERVATION III (inédite).

Ictère grave primitif hémorrhagique ; phénomènes nerveux; augmentation de la quantité d'urine, coïncidant avec l'amélioration; guérison.

Le nommé Goffaux, âgé de 24 ans, corroyeur, entre à la salle Saint-Bernard, le 3 octobre 1874.

Antécédents. — Pas de maladies antérieures. Bonne constitution, bonne hygiène. Le malade affirme n'avoir fait d'excès d'aucun genre.

Début. — Le 1er octobre, début par fièvre, malaise, courbature générale, anorexie.

3 octobre. Il se présente à la consultation avec un facies typhoïde très accusé et se plaint surtout de douleurs dans les jambes.

Le 4. Ce matin est apparu un ictère très intense. P. 81. La peau est assez chaude, la langue sale, l'haleine fétide. Pas d'appétit. Diarrhée (on n'a pu voir la couleur des matières). Facies typhoïde. Les bruits du cœur sont très faibles, le premier surtout est à peine perceptibe. Le foie déborde d'un travers de doigt le rebord des fausses côtes. Pas de douleur hépatique.

L'examen de l'urine par l'acide nitrique fournit la coloration caractéristique des matières de la bile ; en outre on constate aussi un précipité de résine biliaire.

Diagnostic. — Ictère catarrhal et embarras gastrique avec arrière-pensée provoquée par l'état typhoïdo.

Le 5. État général toujours le même. Épistaxis hier soir, peu abondante. Quatre petites taches de purpura sur la poitrine et le bras droit. Sur le côté droit de la langue et aux lèvres, petit groupe d'herpès entouré d'une zone hémorrhagique. Battements du cœur très faibles.

Ictère plus intense encore que la veille. Les matières sont complètement décolorées, traitées par l'acide nitrique ne deviennent pas vertes. L'urine très colorée contient un peu d'albumine. P. 84.

La faiblesse des battements du cœur, l'albuminurie, l'aspect typhoïde font dire à M. Fernet : Ictère grave.

Le 6. Deuxième épistaxis. Taches de purpura dans le dos, sur les deux bras, sur la poitrine, sur les jambes. Diarrhée. Cependant le malade a dormi. Pas de céphalalgie, P. 88; T. m., 37,6; T. s., 38,2. Tracé sphygmographique donne une ligne d'ascension très courte.

Le 7. Encore épistaxis. Albumine dans l'urine. T. m., 37,3; T. s., 38,8; P. 84.

Le 8. Même état général. Le purpura diminue, pâlit. T. m., 37,1; T. s., 37,3; P. 80. Lavement.

Le 9. Le malade a mangé un œuf avec appétit; mieux sensible. T. m., 39,6. En vingt-quatre heures, deux litres d'urine peu foncée.

Le 10. T. 37,2. Le mieux continue, le malade mange un peu de viande. Eau de Vichy.

Le 13. La coloration de la peau et des urines a diminué, à l'analyse on y trouve moins de matière colorante; cependant le cours de la bile n'est pas rétabli, car les matières fécales sont encore décolorées; la sécrétion biliaire a donc diminué, ou plutôt après avoir augmenté, elle est revenue aux conditions normales. Il y a peut-être un léger degré d'hépatite (?) Les taches de purpura s'effacent de plus en plus. Huile de ricin. Eau de Vichy; un degré.

Le 15. L'acide nitrique ne décèle encore aucune trace de pigment biliaire dans les matières fécales.

Le 16. L'ictère diminue beaucoup. Les matières sont encore décolorées. La peau est sèche, légère démangeaison. Les battements du cœur ont repris de la force. Le premier est très-intense. Encore de l'albumine dans l'urine, plus peut-être que les jours précédents.

Le 18. L'ictère diminue énormément. Cependant les matières sont encore décolorées. Diarrhée, il a été huit fois hier. Il a vomi son déjeuner. Deux bols diascordium.

Le 20. Œdème sus-malléolaire qui ne manquerait jamais dans l'ictère, comme l'a signalé M. Guéneau.

L'ictère diminue très rapidement; l'état général est maintenant très bon; les matières colorées par la bile. Une pilule bleue de 0,15.

Le 22. Deux pilules.

Le 24. Les conjonctives seules sont encore légèrement colorées. L'urine est pâle. Le cours de la bile est rétabli. L'appétit revient bien. Deux degrés.

La diarrhée déterminée par les pilules mercurielles a cessé. Un peu d'œdème des membres inférieurs.

Le 11. Le malade sort guéri. Il a cependant encore un peu d'œdème des malléoles.

Un autre cas trés-remarquable de guérison d'ictère grave à forme hémorrhagique, est celui de M. Siphnaïos qui a rapporté sa propre observation dans sa thèse inaugurale. (Paris, 1852).

Nous ferons suivre ces trois observations de la relation des trois faits que nous avons observés ; deux se sont terminés par la mort ; un par la guérison ; la troisième observation, fort intéressante à rapprocher des deux premières, est un de ces cas difficiles qui marquent la transition, pour ainsi dire entre, l'ictère grave primitif et l'ictère aggravé.

OBSERVATION IV (inédite, personnelle).

Ictère grave (forme nerveuse adynamique); pétéchies; albuminurie; diminution puis suppression presque complète des urines; mort; autopsie.

D*** (Joseph), 54 ans, journalier, entre le 13 septembre 1878, salle Saint-Thomas, n° 19, à l'Hôtel-Dieu (service de M. Oulmont, suppléé par M. d'Heilly).

D*** est un homme d'un aspect extérieur robuste, d'une constitution vigoureuse, et d'une très bonne santé habituelle. Il n'a jamais eu de maladies et ne semble pas avoir d'habitudes alcooliques.

Il y a six jours, sans aucune cause connue, au milieu d'une santé excellente, il a éprouvé pendant son travail une sorte de lassitude vague ; bientôt après une vive et subite douleur a occupé les membres inférieurs. D***, pour exprimer la nature de cette douleur, dit : « c'était comme si on m'avait donné des coups de bâton » ; mais bientôt cette lassitude devient générale, gagne tout le corps et le malade est obligé d'interrompre son travail, malgré ses efforts pour le continuer. Forcé de se coucher par ce début brusque de la maladie, D*** garde d'abord le lit trois jours; pendant ce temps, anorexie, inappétence absolue, céphalalgie intense. Cependant, malgré cet état, D*** veut se lever le troisième jour, pour reprendre son travail, mais il est immédiatement obligé d'y renoncer. A cet état, se joignent bientôt d'autres phénomènes : de la diarrhée, puis des vomissements survenus avant-hier pour la première fois et qui se sont répétés. Pas de renseignements sur la quantité d'urine excrétée.

Il y a deux jours, sans manifestation douloureuse du côté du foie, mais au milieu d'un abattement complet des forces, apparition d'un ictère qui se généralise rapidement à toute la surface de la peau.

Au moment de l'entrée, on constate l'état suivant : abattement extrême. État typhoïde très prononcé. D*** répond bien aux questions qu'on lui adresse, l'intelligence est saine, mais il répond lentement et avec peine. Lassitude très grande, généralisée à tout le corps, occupe principalement les masses musculaires des cuisses et les membres inférieurs, où le malade ressent encore une sensation pénible comme s'il avait été roué de coups. Même faiblesse et même impuissance fonctionnelle dans les muscles de la masse sacro-lombaire. D*** ne peut presque pas se tenir assis sur son lit; si on veut l'asseoir pour l'ausculter, il retombe presque aussitôt exténué de fatigue.

Les téguments sur presque toute leur étendue ont une coloration jaune vert ; les conjonctives sont jaunes un peu injectées ; la suffusion ictérique au visage est accompagnée d'une coloration veineuse qui donne à la face un aspect particulier.

La respiration est rapide, courte, superficielle. En arrière, à un examen qu'on est obligé de pratiquer rapidement, les poumons ne paraissent pas malades (un peu de congestion à la base). En avant, les signes fournis par la percussion et l'auscultation de la poitrine sont normaux.

Le foie n'est pas douloureux spontanément, mais la pression et la percussion de cet organe, surtout dans la partie inférieure, déterminent de la douleur. Le volume de la glande est presque normal, légèrement augmenté ; le pouls est petit, rapide ; la peau est chaude, sèche. T. 38,5 ; P. 112.

Le 14. La coloration de la peau est à peu près la même, mais ce matin il existe en outre des pétéchies assez nombreuses disséminées à la surface des téguments. Leurs dimensions sont variables, mais en général elles sont petites, arrondies, ne dépassent guère le volume d'un pois. Quelques-unes allongées comme une petite tache.

Foie sans changements. Il n'y a pas eu d'hémorrhagies. Selles diarrhéiques entièrement décolorées. Le malade n'a pas uriné depuis son entrée, et la vessie n'est pas distendue. L'état général est le même : état typhoïde marqué, sans agitation, sentiment de lassitude extrême généralisé à tout le corps, mais avec prédominance dans les membres inférieurs. La température diminue un peu ,le pouls reste encore très élevé pour un ictérique. P. 108; T. 38,2; P. 112.

Traitement. — Lait potion, extrait de quinquina, 4 grammes.

Le 15. Même état. T. 37,2; P. 106. T. 37,4; P. 116.

Le 16. La teinte ictérique demeure à peu près la même. Les pétéchies ont augmenté depuis hier, sans toutefois que cette augmentation ait été très considérable. Il n'y a pas eu d'hémorrhagies par d'autres voies, mais l'expectoration est mêlée d'une petite quantité de sang.

Le foie déborde encore les fausses côtes dans un espace très appréciable, mais il est plutôt un peu abaissé qu'augmenté de volume dans une proportion notable; la limite supérieure de la matité commence à trois ou quatre travers de doigt au-dessous du mamelon.

La quantité d'urine excrétée dans les vingt-quatre heures est peu abondante, 250 gr. environ. Leur coloration n'est pas acajou foncé, ni noire comme on pourrait le penser d'après la coloration ictérique de la peau. Elles contiennent cependant une forte proportion de pigment biliaire. Elles deviennent vert foncé quand on y ajoute de l'acide nitrique; cette coloration devient même progressivement plus intense après quelques minutes. L'acide y détermine en même temps un précipité d'albumine très abondant qui se prend en masse, la chaleur donne le même résultat. L'urée n'a pas été dosée.

L'état de prostration et d'accablement reste le même: la température n'est pas élevée, elle a depuis le jour de l'entrée subi une défervescence qui se continue et contraste avec l'état général, et le pouls qui est rapide et petit. T. m. 36,4; s. 36,6. P. m. 96; s. 104. Même traitement. Ipéca.

Le 17. Affaiblissement toujours considérable, devient de plus en plus marqué : les lèvres et les narines commencent à être fuligineuses. Même expectoration. Pas de réaction générale. Urines très rares, grande quantité d'albumine qui se prend en masse encore aujourd'hui sous l'influence de l'acide nitrique. Même différence entre la température et le pouls. T. m. 36,2; s. 36,6. P. m. 92, s. 116.

Le 18. Progression croissante des phénomènes adynamiques. Il n'y a pas d'agitation, pas de délire; le malade pendant la nuit est sujet à des rêves, à des cauchemars; D... ne se plaint pas d'insomnie. La langue est sèche, noirâtre; les lèvres sont sanguinolentes, et un dépôt noirâtre se dépose sur les dents; mêmes caractères de l'expectoration. L'ictère garde toujours la même intensité. Apparition d'un érythème aux membres inférieurs, principalement autour du genou droit. Le malade accuse des démangeaisons à la surface du corps, mais surtout à la paume des mains. Le malade n'a presque pas uriné depuis hier; la vessie n'est pas distendue ; on essaie de se procurer des urines, par le cathétérisme, celui-ci est rendu impossible par un spasme de l'urèthre, la sonde est chassée presque entièrement du canal. T. m. 36,2; s. 37. Pouls 104. V. tracé.

Le 19. Les lèvres et les gencives sont recouvertes d'un enduit épais noirâtre. Elles sont fongueuses, saignantes, l'écume sanguinolente est plus abondante que les jours précédents. Respiration bruyante, un peu accélérée, sans être très rapide. Urines toujours très rares. Depuis hier on n'a pu en recueillir que le contenu d'un verre à pied (200 gr. environ). Elles ont toujours les mêmes caractères, peu foncées au moment de la miction, prennent une coloration vert opaque dar addition d'acide nitrique. Dans la journée le coma dans lequel le malade est plongé s'accentue encore davantage; il n'y a ni délire, ni d'agitation. Exfoliation épidermique. Mort à 7 heures du soir.

Autopsie le 21. Trente-six heures après la mort.

Les poumons n'offrent rien de particulier qu'un certain degré de congestion. Le cœur est mou, flasque, un peu jaune, sans lésions d'orifices.

Foie de volume à peu près normal, paraît un peu diminué de volume pour le sujet. Coloration jaune vert. Consistance presque normale, la capsule de Glisson ne se plisse pas au-dessus du parenchyme. Poids 1,450 gr. A la coupe le parenchyme a une coloration jaune qui paraît due surtout à la suffusion ictérique générale.

La vésicule, très peu distendue, contient une petite quantité de bile, pas de calculs; elle est saine et n'offre aucune lésion visible à l'œil nu.

Examen histologique: Lésions peu marquées. Cellules à peu près normales, un assez grand nombre sont infiltrées de pigment biliaire, espaces interlobulaires augmentés de volume (sur un point seulement nous avons vu quelques corpuscules embryonnaires). Les préparations que nous avons faites au Collège de France, dans le laboratoire d'histologie de M. Ranvier, ont été soumises à l'examen de notre collègue M. Chambard, qui a considéré ces lésions comme très peu importantes au point de vue de l'altération des éléments. Les cellules se colorent mal, mais conservent leurs dimensions habituelles, leurs contours sont nets.

Reins. De volume à peu près normal. A la coupe ils paraissent avoir subi par place la dégénérescence graisseuse, mais cette appré

ciation est difficile à l'œil nu à cause de la coloration ictérique
générale.

Examen histologique. — Epithélium des tubes altérés d'une
manière inégale. Trouble, granuleux, manque par places. Corpuscules embryonnaires dans la trame conjonctive qui offre l'indice d'un
travail inflammatoire au début. Les lésions épithéliales en résumé
sont celles qu'on observe en général dans le rein de l'ictère grave ; il
existe en outre un certain degré de néphrite interstitielle. Rupture de
quelques glomérules de Malpighi.

Le tube digestif n'offre rien de bien particulier à noter.

A peine avions-nous observé ce cas, qu'arrivait dans nos
salles un malade présentant, après des phénomènes de
début très analogues, un tableau clinique absolument semblable à celui qu'avait offert D*** : ictère, stupeur, albuminurie et fièvre un peu plus marquée peut-être ; devant
cette analogie si complète l'on paraissait autorisé à porter le
même pronostic fatal à bref délai. Cependant la terminaison
devait être tout autre, le malade guérissait après une convalescence assez longue. Dès le second jour de l'entrée la pos-
sibilité d'un pronostic favorable avait été cependant admise
sous réserves par M. Hutinel, aujourd'hui médecin des hôpitaux, alors chef de clinique médicale à l'Hôtel-Dieu, qui était
venu voir notre malade ; M. Hutinel se fondait sur ce signe
que les urines rares (d'après les renseignements fournis par le
patient) avant l'entrée à l'hôpital, augmentaient maintenant.
Ce pronostic que nous n'avions osé porter dès le premier jour,
l'esprit encore occupé par l'exemple précédent, nous ne tar-
dions point à le partager aussi, en voyant la polyurie ainsi
que l'excrétion abondante d'urée s'établir d'une manière nette
et amener une amélioration rapidement sensible.

Voici l'observation qui nous paraît très intéressante surtout quand on la rapproche de la précédente.

Mossé.   5

OBSERVATION V (inédite, personnelle).

Ictère grave (forme nerveuse adynamique); début brusque; prostration et
perte des forces très rapides; albuminurie passagère; polyurie et polyurée;
guérison; convalescence longue, relativement à la durée des accidents
aigus (10 jours).

Pierre Th..., ouvrier emballeur, âgé de 36 ans, entre le 24 septembre 1878 à l'Hôtel-Dieu, salle Saint-Thomas, lit n° 18 (service de M. Oulmont, suppléé par M. d'Heilly).

Th... est un homme robuste, d'une très bonne constitution générale, n'a jamais eu de maladie autre qu'une syphilis contractée il y a neuf ans; il faut en outre signaler que, fait prisonnier après la guerre, il a eu un crachement de sang, après avoir traversé trois fois la Varna à la nage. Depuis cette époque il n'y a pas eu d'hémoptysies nouvelles. Th... n'a d'ailleurs jamais toussé d'une manière qui pût éveiller son attention. L'aspect extérieur est celui d'un homme vigoureux. Pas d'habitudes alcooliques.

Il y a cinq jours, au milieu d'une excellente santé, Th... est tombé brusquement malade, après une journée de fatigue occasionnée par son travail, il a été pris d'une courbature générale, sans phénomènes indiquant l'invasion d'une maladie aiguë. Le lendemain matin il s'est levé pour se rendre à ses occupations, mais sa faiblesse était tellement grande et son inaptitude au travail si complète qu'il a été obligé de rentrer chez lui immédiatement, et de se recoucher une heure après qu'il s'était levé. Rachialgie très vive et très pénible. Après une sudation à laquelle a été soumis le malade et une purgation, la douleur qui occupait les masses musculaires diminue dans la région lombaire, mais elle s'étend alors aux masses musculaires de la cuisse et du mollet dans les deux membres inférieurs. En même temps, l'affaissement général augmente; céphalalgie, inappétence. Cet état persiste pendant trois jours et s'aggrave progressivement. Th... se décide alors à venir à l'hôpital, mais son affaiblissement est tel qu'il ne peut descendre jusqu'à la voiture, et qu'on est obligé de le porter. Les douleurs musculaires qui occupent les membres inférieurs s'accompagnent d'une impuissance fonctionnelle complète. Durant ces derniers jours les urines paraissent avoir diminué d'une façon notable. Il y a eu de la fièvre, d'après le dire du malade.

Au moment de l'entrée de Th... on remarque d'abord l'état de stupeur et d'affaissement dans lequel il est plongé. Malgré cette prostration l'intelligence demeure saine, et Th... bien qu'avec quelques difficultés arrive à nous renseigner sur le début de sa maladie. En ce moment il attire surtout l'attention sur les douleurs et la lassitude musculaire extrêmes qu'il ressent dans les membres inférieurs. Ceux-ci n'offrent ni dans la consistance, ni dans l'aspect extérieur aucun changement appréciable, mais la pression même légère ou les moindres mouvements sont une occasion de vives souffrances.

La peau ne présente pas de coloration ictérique bien marquée, les cornées et les conjonctives sont légèrement jaunes; il y a deux jours que Th... se serait aperçu de ce symptôme; il n'a jamais eu aupavant la jaunisse, ni aucun phénomène qui puisse faire penser à la colique hépatique, la région du foie n'est le siège d'aucune douleur.

La langue est saburrale, l'appétit nul; le ventre n'est pas balonné. Les garde-robes avaient une coloration vert noir les jours précédents. (Y a-t-il eu du sang?) Quelle était la cause de cette coloration? Nous ne pouvons répondre. Le malade a été purgé.

Th... ne tousse pas, n'accuse pas de phénomènes douloureux du côté de la poitrine, les crachats peu abondants sont teintés de sang et rappellent un peu les caractères de la congestion pulmonaire. Les vibrations thoraciques sont augmentées d'intensité, à peu près égales des deux côtés, mais avec prédominance du côté gauche, vers la partie moyenne du poumon. Dans cette même région la sonorité est diminuée, et le murmure vésiculaire ne s'entend pas avec netteté. Rien au cœur.

La peau est chaude, sèche; le pouls est rapide à 116; la fièvre assez élevée. T. axillaire, 39,6. Inquiétude du malade qui se croit en grand danger.

Le 25, matin. L'ictère est bien visible ce matin. La coloration ictérique peu marquée hier encore, excepté aux cornées, s'est étendue aujourd'hui à toute la surface de la peau; de plus il faut noter une suffusion rouge généralisée également sur une étendue de la surface cutanée, et dont la coloration se rapproche plutôt du rose que du rouge foncé. Pas de pétéchies, pas d'hémorrhagies. Même état adynamique; prostration. Céphalalgie. Insomnie. Foie gros, dépasse le rebord des fausses côtes.

L'expectoration garde les mêmes caractères qu'hier au soir, les crachats sont colorés par la bile et contiennent du sang qui paraît provenir de la bouche et des gencives. La percussion et l'auscultation de la poitrine n'apprennent rien de nouveau.

L'urine est un peu trouble, brun vert; il est assez difficile d'avoir des renseignements très précis sur les quantités excrétées depuis le commencement de la maladie, mais il paraît à peu près certain qn'elles ont été d'abord diminuées et que le malade urine un peu plus maintenant; mais il faut ajouter que Th... a pris une purgation pendant qu'il a gardé la chambre. L'acide nitrique y détermine un précipité très abondant d'albumine, et change presque immédiatement la couleur du liquide, qui, de brun jaune un peu vert, prend une coloration verte très foncée.

L'ensemble des phénomènes cliniques, l'état typhoïde joint à l'ictère, à l'albuminurie abondante et à la nature de l'expectoration, rapprochent entièrement ce malade de celui qui a été observé peu de jours auparavant, et font porter le même diagnostic et le même pronostic : *ictère grave*. (Pour la T. et le pouls voir le tracé.)

Traitement. — Régime lacté. Potion extrait mou quinquina, 4 gr.

Le 26. L'abattement est toujours marqué. Insomnie. Rêvasseries, mais pas de délire. L'ictère augmente d'intensité. Le foie n'est pas douloureux, volumineux, dépasse toujours un peu les fausses côtes.

L'éruption érythémateuse s'étend ; pas d'hémorrhagies ; les crachats perdent un peu le caractère signalé les jours précédents; aujourd'hui ils sont jaune muqueux. La température est élevée ce matin, le pouls un peu moins rapide.

Les urines gardent les mêmes caractères extérieurs: l'albumine est beaucoup moins abondante que dans l'urine recueillie hier matin.

Quantité d'urine, 800 gr.; urée, 9 gr. 6. (Il est probable que cette quantité est plus grande que celle des jours précédents.)

Même traitement.

Le 27. L'état général demeure à peu près le même, mais avec une amélioration légère. Les douleurs persistent toujours dans les membres inférieurs; l'état de prostration est un peu moins marqué. Les urines excrétées dans la journée d'hier ont plus que doublé en quantité. Coloration toujours vert jaune un peu trouble, mais moins foncée, contiennent encore de l'albumine, mais en très petite quantité.

Urines, 2,150 ; urée, 29 gr. 822.

Le 28. L'amélioration continue. Le malade à la visite du soir se trouve beaucoup mieux, il nous dit qu'il éprouve comme s'il se relevait d'un profond assoupissement ; les membres inférieurs sont encore le siège d'une douleur sourde, mais de ce côté encore le malade accuse un très grand soulagement, le pouls est moins fréquent, mais la température est encore assez élevée.

Même traitement. Purgation sulfate de soude, 30 gr.

Urines, 3,300 ; urée, 49 gr. 878. Deviennent immédiatement vert foncé par l'addition d'acide nitrique, ne contiennent plus que des traces d'albumine.

Le 29. Dans la journée d'hier, sous l'influence du purgatif, évacuations alvines abondantes, de couleur café au lait. Ce matin, selles consistantes, argileuses, absolument décolorées ; le malade malgré une amélioration générale a encore des cauchemars la nuit et continue à se plaindre de l'insomnie.

La polyurie persiste. Il n'y a plus d'albumine. A la visite du soir, diaphorèse assez abondante. Urine, 3,250 ; urée, 40 gr. 980 (correspondant à la purgation).

Même traitement. Une pilule extrait thébaïque, 0 gr. 05.

Le 20. La nuit précédente a été bonne. Le malade a dormi. La rougeur érythémateuse qui occupait surtout le tronc s'étend maintenant à presque toute la surface du corps. Elle offre l'aspect d'une rougeole très confluente et même celui de la scarlatine. Elle est moins marquée aux extrémités inférieures et supérieures que sur le reste des membres. Prurit intense. Le foie dépasse encore un peu le rebord des fausses côtes. Il n'est pas douloureux à la percussion. Th... se plaint aujourd'hui de quelques troubles de la vision. Les objets sont aperçus comme au travers d'un brouillard, mais ils ne sont pas colorés en jaune.

Dans la soirée, le malade a rendu un lombric par la bouche.

Quantité d'urine, 2,200 gr.; urée, 50 gr. 03.

Les urines ont été examinées au point de vue de la glycosurie ; résultats négatifs.

1er octobre. L'ictère diminue; le foie est encore volumineux. L'éruption a gagné aujourd'hui l'avant-bras et les mains. Prurit toujours intense. Expectoration un peu adhérente, contient plus de sang. Quelques gros râles à l'auscultation du poumon.

Quantité d'urine, 2,100; urée, 42 gr. Pas de sucre ni d'albumine.

Même traitement. Santonine, 0 gr. 50.

Le 2. La coloration jaune des téguments continue à décroître. L'éruption commence aussi à disparaître. Th... se trouve beaucoup mieux, l'amélioration continue à se dessiner d'une façon très nette. L'état typhoïde a disparu; l'appétit se réveille, et pour la première fois Th... demande aujourd'hui à manger; depuis son entrée il a été mis au régime lacté et n'a pris que quelques bouillons et potages. Le sommeil n'est pas encore entièrement revenu, mais si le malade dort peu, il n'a plus de cauchemars, les nuits sont bonnes. La fièvre est tombée, le pouls revient vers l'état normal.

La polyurie persiste ; pigment biliaire moins abondant ; les urines prennent une coloration verte moins foncée sous l'influence de l'acide nitrique. Enéorème. La chaleur fait paraître dans le tube chauffé à la lampe un précipité qui disparaît aussitôt par l'addition d'acide acétique. Pas de sucre ni d'albumine.

Quantité d'urine, 2.600 cc.; urée, 26 gr. 226.

Traitement. — Régime lacté partiel. Potion extrait mou quinquina, 4 grammes. *Un degré* (un œuf, très légère quantité de viande).

Le 3. Même état. Quantité d'urine, 2.600 cc.; urée, 30 gr. 78.

Le 4. Th... nous dit aujourd'hui qu'il continue à se trouver beaucoup mieux. La coloration ictérique diminue sur tout le corps, elle a presque disparu aux membres, elle persiste encore sur les cornées. Toutes les fonctions semblent subir une amélioration croissante ; les garde-robes sont toujours argileuses.

Urine des 24 heures, 2.400 ; urée, 40.8.

Le 5. Le malade a eu aujourd'hui des selles colorées, les urines diminuent, mais la quantité d'urée dépasse encore notablement le taux normal, surtout si on a égard au régime imposé au malade.

Quantité d'urine, 1.700 cc.; urée, 30 gr. 6.

Le 6. Amélioration graduelle. Th... est encore affaibli, mais sans fièvre. On ne l'autorise pas encore à se lever. Sueurs profuses.

Quantité d'urine, 2.000 cc.; urée 35.308.

Le 7. Quantité d'urine, 1.700 cc.; 32.14.

Le 8. Quantité d'urine, 1.700 cc.; urée, 30. Th... se lève pour la première fois (légère exacerbation du pouls et de la température, sous cette influence) ; très-amaigri, et bien qu'il n'y ait pas trois semaines qu'il est tombé malade, on voit que son organisme a subi une atteinte profonde.

Le 9. Quantité d'urine, 2.600 ; urée, 36.022. Depuis deux ou trois jours, diaphorèse quotidienne assez abondante se montre surtout après le repas du soir principalement ; hier il a moins sué ; l'appétit augmente, le malade demande un peu plus d'aliments.

Le 10. Quantité d'urine, 1.900 ; urée, 21 gr. 564.

Le 11.	—	2.200 ;	— 24 gr. 966.
Le 12.	—	2.000 ;	— 22 gr. 692.
Le 13.	—	2.700 ;	— 19 gr. 672.

Le 14. Quantité d'urine, 2.100 ; urée 18 gr. 436.

Le 15.   —   2.000 ; — 17 gr. 654. Sans cause connue, la température subit depuis deux jours une légère exacerbation. Aucun autre trouble fonctionnel d'ailleurs dans l'état du maade qui continue à se lever et à avoir bon appétit. La coloration ictérique n'est plus visible qu'aux conjonctives.

Petite quantité d'albumine dans les urines.

Le 16. Quantité d'urine, 1.500 cc.; urée, 13 gr. 240. Purgation.

Le 17.   —   2.100 cc.; — 17 gr. 654.

Le 18.   —   1.900 cc.; — 19 gr. 168.

Le 19.   —   1.700 cc., — 14 gr. 607.

Le 20.   —   1.500 cc.; — 22 gr. 698. Albumine apparaît de nouveau dans les urines.

Le 21. Quantité d'urine, 1.800 cc.; urée, 25 grammes.

Le 22.   —   2.200 cc.; — 22 gr. 8.

Comme l'examen de l'urine y décèle encore la présence de l'albumine, on met de nouveau le malade au régime lacté absolu. Th...., à part ce trouble que révèle seul l'examen chimique de ce liquide, continue d'avoir une convalescence à marche régulière ; il est encore un peu faible, les forces reviennent lentement.

Le 23. Quantité d'urine, 3.600 cc.; urée, 22 gr. 698.

Le 24.   —   2.900 cc.; — 14 gr. 624.

Le 25.   —   2.800 cc. (pas de dosage).

Le 26.   —   2.700 cc.; urée, 20 gr. 528.

Le 27.   —   3.100 cc.; — 19 gr. 545.

Le 28.   —   3.000 cc.; — 18 gr. 915.

Le 29.   —   3.100 cc.; — 19 gr. 545.

Convalescence marche toujours régulièrement. Dans la semaine qui vient de s'écouler, et pendant laquelle Th... a été mis au régime lacté, on voit par l'examen comparatif avec les jours qui ont précédé, que la quantité d'urine excrétée dans les vingt-quatre heures a augmenté d'une façon très sensible, tandis que la quantité d'urée n'a pas beaucoup varié, excepté le 24 où il n'y a eu que 14 grammes. Il n'y a plus que des traces presque imperceptibles d'albumine. On permet au malade de manger un peu de viande. Régime lacté partiel.

Le 30. Quantité d'urine, 3.600 ; urée, 15.840. Traces d'albumine.

Le 31.   —   2.900 ; — 14,624. Albumine (?). On augmente la quantité d'aliments, sur la demande du malade qui a bon appétit.

1er novembre. Quantité d'urine, 3.000; urée, 26.481. Pas d'albumine. Le malade, qui se sent beaucoup mieux, demande à quitter l'hôpital. Prescription : quatre portions, vin, 24 centilitres (jusqu'ici il avait été totalement supprimé dans l'alimentation).

Le 2. Quantité d'urine, 2.600; urée, 42.626. Pas d'albumine. (Influence de l'alimentation azotée, croissante.)

Le 3. Quantité d'urine, 2.400; urée, 24.18. Sans albumine.

Le 4.   —   2.500.

Le 5.   —   2.800; urée, 21.184.

Le malade, qui depuis plusieurs jours se trouve très bien, nous demande à partir. Le régime lacté partiel avait été progressivement diminué, puis totalement supprimé. La guérison pouvant être considérée comme obtenue, Th... part pour aller, nous dit-il, passer quelque temps à la campagne, dans sa famille, avant de reprendre son travail.

L'observation due à M. Gayda (Th. Strasbourg, 1867) et terminée aussi par la guérison, se rapproche de celle-ci par de nombreux points de contact.

OBSERVATION VI (inédite, personnelle).

Ictère grave chez un sujet ayant eu antérieurement une jaunisse pendant cinq à six semaines environ; hémorrhagies; phénomènes nerveux; mort dix-sept jours après l'entrée à l'hôpital; autopsie.

Deher... (Jean), 44 ans, fondeur, entre le 25 octobre 1878, salle Saint-Thomas, lit n° 8, à l'Hôtel-Dieu (service de M. d'Heilly, suppléant M. Oulmont).

D... est un homme très-rangé, très-sobre, d'une bonne santé habituelle et n'ayant jamais eu de maladie jusqu'à l'âge de 43 ans, c'est-à-dire jusqu'à l'année dernière, époque où il a été traité pour une pleuro-pneumonie.

Dans le mois de juillet de cette année, il éprouva un grand revers de fortune, fut obligé de se remettre ouvrier; à la suite de ces chagrins, D... était mal en train, et dans le mois d'août, sans avoir présenté aucun phénomène qui puisse faire penser à une attaque de colique hépatique aiguë (notons en passant qu'il avait ressenti cependant parfois dans le côté quelques douleurs attribuées à son ancienne affection thoracique), il fut atteint de jaunisse, puis l'ictère, qui paraît avoir eu les caractères ordinaires de l'ictère catarrhal bénin, diminua progressivement, et au commencement de ce mois il pouvait être considéré comme ayant complètement disparu depuis quelques jours; sa durée totale avait été de cinq à six semaines environ.

Quelques jours après, D..., sans aucune cause connue, devint de nouveau très rapidement jaune, mais cette fois l'ictère s'accompagna de phénomènes bien plus sérieux qu'à la première fois; l'appétit était complètement perdu ; un écoulement très abondant de sang eut lieu par les narines, les forces du malade étaient anéanties ; bientôt après se montre l'œdème des malléoles, le ventre se tuméfie, et le malade entre à l'hôpital.

Le soir de l'entrée on constate l'état suivant : coloration jaune vert un peu foncée, répandue sur toute la surface de la peau; pas de pétéchies; çà et là pourtant quelques taches un peu violacées se distinguent à la surface de la peau. (Sont-elles dues à du sang infiltré profondément dans le tissu cellulaire sous-cutané?) Céphalalgie, prostration très-marquée, intelligence saine. Le malade, bien que rapidement fatigué et ayant quelque peine à subir notre interrogatoire, a pu cependant nous raconter l'histoire de sa maladie, mais il est vite à bout de forces.

Les jambes sont infiltrées ; l'œdème est un peu plus marqué à droite; le ventre est très-ballonné ; sa distension est due à l'intestin, mais cependant un examen attentif permet de reconnaître qu'il doit y avoir une petite quantité de liquide dans le péritoine ; tympanisme, les veines superficielles de l'abdomen sont visibles mais encore peu développées ; pas d'hémorrhoïdes.

La région de l'hypochondre droit n'est le siège d'aucune douleur spontanée ; la percussion et la palpation sont également indolores ; le volume du foie est presque normal; la zone de matité est très légèrement augmentée. Rien au cœur.

La sonorité des poumons est normale des deux côtés; l'auscultation laisse entendre quelques râles muqueux disséminés dans toute l'étendue. La langue est sèche, noire au milieu, rouge sur les bords.

Etat fébrile assez marqué, surtout avec cette coloration ictérique. T., 38,8. P., 108. (Voir tracé pour les jours suivants.)

26 octobre. L'état général est à peu près le même. Etat typhoïde très-marqué. D... n'a pas dormi, subdelirium. Les lèvres sont couvertes d'un enduit noirâtre épais. Les urines sont noires, en quantité à peu près normale, ne contiennent pas d'albumine ; l'acide nitrique

leur communique une coloration verte, violacée, qui n'a pas les mêmes caractères que dans les cas précédents; il surnage bientôt, après l'addition d'acide nitrique dans le tube, une matière noire, épaisse, formant une sorte de nuage assez épais, et qui n'est qu'une résine biliaire qui disparaît par l'addition d'une petite quantité d'éther. (Nous avons fait l'analyse de cette urine dans le laboratoire de chimie de l'Hôtel-Dieu, avec le concours obligeant de M. le Dr Roux, aide de chimie.)

Traitement. Potion extrait mou de quinquina, 4 gr. ; lait.

Le 27. La prostration est encore augmentée depuis hier; les narines sont fuligineuses.

Urines, 1500 gr. (environ), contenant 11 gr. 349 d'urée par litre, ou très approximativement, 17 gr. 023 pour l'urine des vingt-quatre heures.

Le 28. Au subdelirium tranquille des jours précédents, a succédé la nuit dernière un délire d'action assez violent ; on a été obligé de maintenir D... dans son lit.

Mictions involontaires: l'urine qu'il est possible de recueillir offre à peu de chose près les mêmes caractères que celle des jours précédents; elle contient 10 gr. 088 d'urée par litre; selles décolorées.

Le 29. Le matin nous trouvons le malade dans un état d'adynamie complète ; l'ensemble des phénomènes a présenté le caractère ataxo-adynamique; la température a subi une brusque défervescence, mais il n'y a aucune hémorrhagie à l'extérieur ; il n'y a pas eu de vomissements noirs ; le malade n'est allé qu'une seule fois à la selle, sa coloration était argileuse.

Le 30. Même prostration; même état général ; il n'y pas eu d'expectoration ; l'auscultation du poumon fournit les mêmes résultats qu'au moment de l'entrée du malade.

Les dimensions du foie demeurent sensiblement les mêmes : 12 cent. en dehors de la ligne mamelonnaire; 5 cent. et demi près du sternum.

Même traitement. Vésicatoire.

Le 31. Le malade est dans le coma: la respiration est bruyante, très-rapide, 41 R. presque stertoreuse; pas d'expectoration, bruit dû en grande partie aux mucosités bronchiques et laryngées.

La température subit une ascension très-nette (voir la courbe). Sueurs.

1er novembre. Le coma devient de plus en plus profond: la res-

piration garde les mêmes caractères très rapides ; diaphorèse marquée surtout à la tête ; quelques arborisations vasculaires ont paru
sur la peau du front.

A la visite du soir, le malade est à l'agonie ; la température est
très élevée, 42°2. (Pour être bien assuré que nous n'avions pas affaire
là à une erreur, nous avons pris la température avec un autre thermomètre qui nous a donné le même résultat ou très sensiblement le
même : 42°3 avec l'un, 42°1 avec l'autre.)

T. m., 40,6 ; s., 42,2 ; 41, respir. P. m., 132 ; s., 124 ; 45 respir.

Mort une heure après la visite. Le malade urinait sous lui ; il
n'était pas possible de garder ses urines.

Autopsie le 3, à dix heures du matin, quarante heures environ
après la mort.

Thorax. — Les poumons sont congestionnés, surtout en arrière, où
ils offrent l'aspect de la congestion hypostatique.

Adhérences anciennes de la plèvre gauche. Epanchement pleural.
Rien à droite.

Cœur flasque mou, sans lésions d'orifices ; la paroi interne des
ventricules et celle de l'aorte surtout offrent cette coloration rouge,
due à l'imbitition et analogue à celle qu'on observe à la suite de
hautes températures.

Abdomen. — Le péritoine renferme du liquide ainsi qu'on l'avait
reconnu pendant la vie.

La rate est grosse, un peu dure, pèse 270 gr.

Les reins sont congestionnés, avec une coloration ictérique, augmentés de volume, sans autres lésions très-appréciables à l'œil nu.
L'examen histologique n'a pas été fait.

Le foie dépasse environ de deux travers de doigt le rebord des fausses côtes, adhère par un point circonscrit de son bord supérieur, à la
face inférieure du diaphragme ; coloration verte à la surface ; il est
assez résistant et offre de petites saillies à la surface. L'aspect rappelle un peu celui qu'on voit dans quelques cas de cirrhose biliaire,
mais il ne ressemble pas aux foies atteints de cirrhose hypertrophique. Poids, 1900 gr. ; longueur de la surface convexe, suivant
son plus grand diamètre, 18 cent. 5. A la coupe, le parenchyme offre
une certaine résistance ; sa coloration est jaune vert cuir de Cor-
doue ; sa coloration verte de la surface disparaît après une épaisseur
de 5 m. à 1 c. progressivement.

La vésicule n'est pas distendue ; elle renferme une petite quantité
de bile brunâtre ne paraissant pas altérée ; elle ne contient pas de

calculs, pas d'altération de ses parois, visibles du moins à l'œil nu.

Les voies biliaires sont libres et saines, dans toute la partie où nous avons pu les suivre, depuis l'ampoule de Vater, qui n'offre aucune particularité, jusqu'aux canaux hépatiques.

Le duodenum et l'intestin, ainsi que le pancréas, n'offrent point de particularité.

L'examen histologique du foie, fait après durcissement, permet de constater des lésions diverses. Dans l'ensemble, ce qui domine, c'est la production d'un tissu conjonctif, sur bien des points encore à la période embryonnaire avec disparition des cellules : celles-ci ont subi des altérations variables ; les unes sont infiltrées de pigment, ou granuleuses, ou en dégénérescence granulo-graisseuse ; en d'autres points, les cellules ont complètement disparu, comme chassées par le pinceau, c'est à peine si on en voit une ou deux et le stroma du lobule n'est presque pas altéré ; enfin, en d'autres points, le tissu conjonctif envahit presque le lobule tout entier et les cellules ont en grande partie disparu, étouffées par la marche envahissante du tissu conjonctif. En un mot, il y a une production diffuse de tissu embryonnaire et destruction ou disparition des cellules.

Telle est notre dernière observation ; nous ne nous dissimulons pas les difficultés qu'elle offre : on pourrait être tenté de l'interpréter comme un ictère grave secondaire, terminaison d'une hépatite interstitielle aiguë. Cette opinion doit-elle être acceptée ? Avant de répondre à cette question, nous ferons remarquer quelle a été la marche de la maladie. Il y a eu d'abord une jaunisse durant six semaines. Celle-ci disparaît sans avoir occasionné ni désordres fonctionnels, ni troubles bien notables. La guérison semblait alors obtenue, mais quelques jours plus tard le malade qui est dans de mauvaises conditions morales (il vient d'être ruiné et a dû reprendre du travail comme ouvrier), est pris tout à coup d'accidents absolument analogues à ceux qui annoncent l'ictère typhoïde. Cette fois l'invasion de la maladie diffère de ce qu'elle a été il y a deux mois ; elle s'annonce par une hémorrhagie, un abattement extrême et entraîne la mort en une dizaine de jours ; comme particularité, notons que nous n'avons pas trouvé d'albumine dans les urines. Cela ne ressemble en rien à la marche clinique de la cirrhose hypertrophique qui, on le sait, même dans les cas de terminaison rapide, n'a rien qui ressemble à notre observation. Ajoutons que le poids du foie n'est que de 1,900 grammes, et que ce poids pour un adulte est presque normal, si on accepte les chiffres de Cruveilhier et Frerichs. Au point de vue clinique, on pouvait se demander avant l'examen histologique, si on n'avait pas eu là affaire à un ictère grave primitif, survenant chez un malade ayant déjà un foie qui n'était plus tout à fait normal. L'hypothèse de l'ictère simple aggravé par l'affection hépatique antérieure n'aurait pu être longtemps discutée, à cause de la marche même des phénomènes graves immédiatement et dès le début. L'examen histologique ne nous empêche pas de conserver l'idée qui avait pu naître de l'examen au lit du malade. En effet, en bien des points, le tissu conjonctif est à la période embryonnaire; ailleurs les cellules sont détruites et ont complètement disparu, là, où le stroma conjonctif n'est presque pas altéré; or, on sait que déjà dans son mémoire, 1857, M. Robin (recherches confirmées dans ces dernières années) a décrit, comme nous l'avons vu dans le chapitre précédent, des lésions prolifératives du tissu conjonctif; nous savons aussi qu'on peut trouver un foie mamelonné dans l'ictère grave. On peut donc penser que c'est à un cas de ce genre, à marche rapide, que nous avons eu affaire ici, et qu'en outre le foie était prédisposé par l'ictère qui a existé avant la brusque apparition de l'ictère grave; quoique l'affection n'ait eu qu'une courte durée, la production du tissu conjonctif a été abondante, diffuse et rapide. Le mot de cirrhose aiguë pourrait peut-être être prononcé avec plus de chances? Nous n'avons pas là, en effet, les caractères de la cirrhose hypertrophique, — à moins que l'on ne veuille réunir sous ce nom tous les cas d'hépatite interstitielle, — mais bien une hépatite interstitielle

diffuse, avec disparition et destruction des cellules, destruction
qui s'est faite sur quelques points avant que le tissu conjonctif fut atteint et où la lésion des cellules n'est donc pas le
résultat seulement de l'étouffement par celui-ci ; mais il en est
d'autres où elles ont disparu par ce mécanisme. Cette opinion,
est partagée aussi par M. H. Martin, chef de laboratoire
de la Faculté, qui a bien voulu examiner les préparations que
nous avons faites dans le laboratoire du Collége de France ;
c'est, d'après nous, celle qui rend le mieux compte des faits
cliniques, tout en n'étant pas contredite par l'examen au microscope. Quoi qu'il en soit, nous avons cru devoir placer ici ce
cas qui offre une transition entre les cas où l'ictère typhoïde
mérite le nom de grave primitif, et ceux où il n'est qu'une
affection secondaire. Les reins n'ont pas été examinés histologiquement (ils ont été par mégarde et en notre absence
confondus avec d'autres préparations et égarés) ; nous le
regrettons d'autant plus qu'ils paraissaient peu altérés, et
qu'il n'y avait pas eu d'albumine dans les urines.

Ajoutons en terminant cet exposé des observations que,
au moment où nous avions ces malades dans les salles,
une jeune nourrice se présenta à la consultation ; elle
était malade depuis deux ou trois jours, avait de la fièvre
avec un ictère assez prononcé. On la conduisait à l'hôpital pour la faire recevoir, après lui avoir enlevé l'enfant qu'elle allaitait ; mais, des difficultés administratives
qu'il nous fut impossible de lever s'opposèrent à son ad-
mission. Nous ne savons pas ce que devint la malade. Au-
rions-nous eu affaire là à un quatrième cas d'ictère grave ?
C'est possible, car la malade était dans les conditions où
on voit survenir cette affection, nous ne pouvons rien dire
de plus, mais nous avons pensé devoir rapprocher ce cas
des précédents, ce qui porterait à 4 le nombre des ictères
que nous avons vus en moins de deux mois. Nous ne son-
geons même pas à prononcer le mot d'épidémie ; remar-

quons que les conditions de vie n'étaient pas les mêmes pour nos malades, ainsi que cela a eu lieu pour les divers cas d'ictère grave épidémique. Le sujet de la première observation fut même apporté de la campagne à l'Hôtel-Dieu. A ce moment, dans les salles, nous n'avions pas d'ictères simples, et bien que ce fût le moment de l'ictère, *maladie saisonnière*, nous n'avons pas appris que des cas nombreux fussent signalés. Nous avons eu affaire là à *une série*, mais cette coïncidence, devait être signalée et elle est d'autant plus remarquable que cette affection est rare. Depuis que nous sommes dans les hôpitaux, ce sont les seules observations que nous ayons eu l'occasion de recueillir, nous avons cherché depuis ce moment à augmenter leur nombre, mais aucun cas analogue ne s'est plus présenté, ni dans notre service, ni dans aucun des services de médecine, pourtant si actifs, de l'hôpital Lariboisière. Nous devons dire cependant que pendant notre année d'externat dans le service clinique de notre maître M. le professeur G. Sée, nous avons recueilli l'observation d'un ictère aux allures étranges et un moment assez graves chez une malade qui a fini par guérir.

SYMPTOMES.

Maintenant qu'on est ainsi en possession de documents cliniques, nous allons étudier les symptômes, mais notre intention n'est pas de les étudier tous avec les mêmes soins ; nous nous efforcerons d'être bref sur les points connus, nous réservant d'insister principalement sur les points nouveaux ou encore à l'étude, et sur ceux qui nous ont paru offrir le plus d'intérêt.

Le *début* de l'ictère grave est très variable, mais on peut ranger presque tous les cas dans une des trois divisions suivantes.

I. *Début brusque, violent,* par un frisson, céphalalgie, rachialgie, vomissements, phénomènes qui semblent indiquer l'invasion d'une pyrexie (obs. I). A ce mode de début appartiennent encore les cas dans lesquels, avec ou sans fièvre, le sujet est pris presque tout d'un coup d'une lassitude générale et d'un affaissement tel qu'il est obligé de cesser tout travail (obs. III, IV, V) (obs. I, th. Genouville). Ce début fut encore très net chez un sujet dont M. Quinquaud rapporte l'histoire et qui, après avoir déjeuné comme à l'ordinaire, fut pris au milieu de son travail d'une fatigue excessive qui l'obligea à s'aliter ; rentré chez lui, il éprouva un frisson avec un claquement de dents, crampes musculaires, douleurs articulaires.

II. *Début progressif.* Ici, le malade se trouve d'abord mal en train, sans appétit, légèrement abattu, avec de la céphalalgie à laquelle vient se joindre parfois un sentiment de douleur à l'épigastre et de tension dans la région hépatique ; constipation, bien plus rarement diarrhée ; parfois épistaxis ; cet état dure trois, quatre, cinq jours, quelquefois plus ; il ressemble, comme on le voit, à cette période prodomique, un peu incertaine, de la fièvre typhoïde ; les symptômes subissent une aggravation progressive (obs. II ; cas de Worms, Cl. de Trousseau), et les malades sont enfin obligés d'interrompre leurs occupations, qu'ils ne continuaient d'ailleurs qu'au prix de vives fatigues. Ce mode de début, comme le suivant, les accidents se montre surtout chez des individus surmenés.

III. *Début nsidieux, à forme d'embarras gastrique.* Ce mode le plus fréquent, est aussi le plus trompeur ; nous lui donnons le nom d'*insidieux* parce que l'erreur de diagnostic, très facile les premiers jours, se prolonge encore quand survient l'ictère, qui ne paraît être qu'un symptôme de plus en faveur de l'opinion émise dès le début. Quelquefois cependant l'état du pouls irrégulier, faible, une courbature plus marquée que celle qui accompagne d'ordinaire l'embarras gastro-duodénal, ont permis au médecin de faire, dès le début, des réserves que le pronostic a justifiées, mais ces cas constituent l'exception ; l'erreur, au contraire, est la règle. Avec l'ictère ne tardent pas à paraître, s'ils n'existaient déjà, les phénomènes graves (nerveux ou hémorrhagiques) ; la maladie est alors arrivée à la période d'état.

Ictère. — *Époque d'apparition.* — Dans l'ictère typhoïde, c'est environ du troisième au cinquième jour que se montre la coloration jaune des sclérotiques. Mais cela n'est qu'une moyenne ; dans plusieurs observations, en effet, on signale que le malade entre avec la jaunisse, depuis quelques jours, mais sans préciser la relation entre l'ictère et le début des accidents. Il s'est montré du premier au troisième jour dans l'épidémie de Lille ; au deuxième chez un malade de Quinquaud, d'Ozanam ; au troisième dans les observations I, III, IV, V ; et chez les deux malades de M. Hérard (Société méd. des hôp. 1859.) au quatrième chez un malade de Budd et chez un malade de M. Quinquand, dont nous avons déjà parlé. Carville donne cinq à six jours et demi, en moyenne ; mais dans sa statistique presque tous les cas sont au quatrième ou cinquième jour, quelques-uns s'étant éloignés notablement de ces limites ont entraîné une élévation pour le chiffre moyen. L'ictère se montra au huitième jour chez le malade de M. Bouchard et dans une observation de Genouville. Il paraît être survenu le premier jour dans l'observation VI. Ce mode d'invasion de la maladie n'est pas rare et l'ictère peut être le premier phénomène observé. Tantôt il attire peu l'attention et ne s'accompagne que d'une douleur nulle ou très légère dans la région de l'hypochondre ; d'autres fois, au contraire, son apparition coïncide avec une élévation de la température, une céphalalgie intense, l'insomnie, parfois avec une épistaxis. M. Blachez signale qu'il y aurait une amélioration des symptômes coïncidant avec l'apparition de l'ictère ; le fait doit être absolument exceptionnel.

Nous ne faisons que mentionner en passant les cas extrêmes dans lesquels le malade est mort en vingt-quatre heures (Morgagni), trente (Blachez) quarante-huit heures, nous en reparlerons plus loin, ainsi que des cas si difficiles dans lesquels les accidents surviennent tout à coup après des phénomènes ne différant que peu de l'ictère catarrhal, mais ayant duré plus de huit à dix jours.

Dans les cas où l'ictère ne s'accompagne d'aucun phénomène grave avant quinze jours ou trois semaines, dans ceux surtout où pendant quatre semaines (Wunderlich), deux mois (Homans), l'on pense à un ictère catarrhal, nous croyons qu'il y a grande chance pour que l'on ait eu affaire à un ictère simple survenant chez un individu dont le foie ou le rein était déjà malade ; ce sont des exemples d'ictère aggravé où d'ictère grave secondaire à marche rapide.

Nous verrons en nous occupant de ces variétés que cette opinion est justifiée par l'autopsie d'individus ayant succombé avec des phénomènes d'ictère grave au milieu d'une épidémie d'ictère simple.

La *coloration* des téguments varie en intensité, depuis la teinte subictérique et le jaune safrané, jusqu'au jaune vert ou au jaune noir ; cette couleur foncée n'est pas très fréquente dans l'ictère grave primitif ; la jaunisse s'y ferait plutôt remarquer au contraire, par son peu d'intensité ; il n'y a d'ailleurs aucune relation nette à établir entre celle-ci et la gravité des accidents ; il semblerait même que chez les malades les plus sérieusement atteints la coloration rappelle plutôt la teinte générale de l'hémaphéisme que celle du biliphéisme. Dans ces cas, dès qu'on s'approche du lit du malade, à voir cet état de prostration profonde et l'habitus général du malade, on a instinctivement la notion qu'on est en présence d'une affection générale accompagnée d'ictère plutôt qu'à un ictère chronique dans le cours duquel sont survenus des accidents graves. La teinte parfois jaune livide, un peu cyanosée, (Epidémie de Lille) donne au facies du malade un aspect qui rend encore plus nette l'impression dont nous venons de parler.

Marche, envahissement. — L'ictère commence à être visible aux conjonctives, s'étend à la face et au cou ; le jour suivant son intensité a augmenté souvent dans de notables proportions, puis il reste stationnaire, augmente ou diminue les jours suivants ; parfois le malade devient subitement et tout à coup entièrement jaune : c'est l'exception.

Que l'ictère ait commencé le premier, second, troisième jour, c'est-à-dire que la durée des accidents initiaux ait été pus ou moins longue, c'est à partir de son apparition qu'on doit considérer cliniquement la maladie comme entrée dans sa période d'état. La suffusion ictérique des conjonctives appelle l'attention immédiatement du côté du foie et du tube digestif et consécutivement du côté de la rate et des reins.

Tube digestif. — La langue épaisse, saburrale quand prédominent les symptômes d'embarras devient rouge, sèche, noirâtre, analogue à celle de la fièvre typhoïde à la période de gravité. L'anorexie absolue est la règle, elle s'accompagne de nausées et de vomissements souvent bilieux. Ceux-ci se voient plutôt à la période de début, mais peuvent aussi exister à la période d'état. La constipation paraît être le fait habituel; la diarrhée est l'exception, on ne l'a pas observée dans l'épidémie de Lille ; le ventre est parfois aplati, d'autres fois il est ballonné, rien de constant à cet égard.

Foie. — La région de l'hypochondre est quelquefois le siège de douleurs vives, spontanées, augmentées par la pression, la palpation ou la percussion. Mais elle peut être parfaitement indolore si ce n'est à la percussion qui est généralement un peu sensible. Souvent aussi les malades accusent un sentiment pénible à l'épigastre avec tension marquée dans le côté droit (Frerichs, Murchison). Tantôt le *volume* demeure normal ou légèrement augmenté, tantôt il est diminué dans de notables proportions. Cette diminution se fait soit progressivement (obs. II), soit au contraire très rapidement, et peut être constatée déjà d'une manière nette peu de temps après le début des accidents.

La matité hépatique ne mesurait que 5 cent. le jour de l'entrée (deuxième ou troisième de la maladie) dans l'observation de M. Hirtz. Ces variations de volume s'observent aussi bien dans les cas qui doivent guérir que dans ceux qui ont une terminaison fatale ; c'est ainsi que le foie est légèrement hypertrophié dans l'obs. I, III, V, qu'il est, au contraire, très atrophié dans l'obs. II, et que dans une observation due à M. Hervouet (Mém. Brouardel) on l'a vu mesurer à peine 3 cent. sur la ligne mamelonnaire le cinquième jour de l'ictère (huitième de la maladie.) Nous avons déjà parlé (Anatom. path.), de la rapidité avec laquelle le foie reprend ses dimensions normales en trois ou quatre jours quand la terminaison est favorable. On est réduit à des hypothèses pour expliquer ce phénomène. La plus probable paraît être que la diminution de volume n'est pas aussi complète que semblent l'indiquer les résultats fournis par la percussion.

Le foie dont la consistance est diminuée s'affaisse en arrière vers la colonne vertébrale, les intestins se placent audevant de lui dans l'hypochondre droit (pl. 54, p. 237, traité de Frerichs) et masquent en partie par leur sonorité l'étendue réelle de la matité hépatique; au moment où survient l'amélioration qui coïncide, nous l'avons vu, avec une polyurie et azoturie exagérée dans la plupart des cas, le foie serait le siège d'une congestion active notable. Un exemple dans lequel cette modification a eu lieu dans des proportions bien faites pour surprendre est celui fourni par cette observation ; le foie mesure 3 cent. le 26 août et 12 cent. le 30 août.

Chez une malade de M. Brouardel la matité sur la ligne mamelonnaire qui est de 5 cent. le 18 mars, est de 8 cent. le 23 ; on voit qu'ici le retour aux dimensions habituelles se fait d'une manière moins brusque. Frerichs, Murchison ne mentionnent pas cette particularité si intéressante, mais Budd avait déjà signalé cette amélioration rapide et cherché à donner une explication pour les cas où la fatale jaunisse n'entraîne pas la mort.

« Il est possible que dans les cas heureux les cellules ne soient pas entièrement détruites et qu'elles recouvrent après un certain temps leur action normale, ou bien que s'il y a des cellules qui disparaissent, il y en ait d'autres qui se forment, tout comme l'on voit de nouveaux globules de sang se former chez ceux qui reviennent à la santé après des pertes de sang ou après la chlorose (p. 280).

RATE. — Généralement augmentée de volume ; toutefois le fait est loin d'être constant, comme nous l'avons vu en étudiant les lésions rencontrées à l'autopsie. D'après Murchison l'hypermégalie serait la règle « sauf dans les cas où le système porte a été drainé par la diarrhée ou par une hémorrhagie de l'estomac ou des intestins. » Il faut encore ajouter à cela l'épaississement do la capsule sous l'influence d'affections antérieures.

URINES, ÉTAT DES REINS. — Les urines offrent des modifications très importantes à toutes les périodes de la maladie. C'est de la connaissance de tous leurs caractères extrinsèques et de leur analyse minutieuse que résulte en grande partie le pronostic aussi afin de ne pas scinder cette étude, nous consacrerons plus loin un chapitre à l'urologie clinique dans l'ictère grave, quand nous aurons passé les autres symptômes en revue.

HÉMORRRAGIES, ORGANES DE LA CIRCULATION. — Nous avons vu que les hémorrhagies peuvent parfois être le fait principal dans l'ictère grave primitif (ictère hémorrhagique essentiel). Cependant elles ne sont pas un fait constant si on entend par hémorrhagies l'écoulement sanguin se faisant jour au dehors avec une certaine abondance, mais si on réunit sous ce nom le suintement sanguin de la bouche et des gencives, l'expectoration sanguinolente, les suffusions sanguines sous forme de pétéchies, d'ecchymoses, on doit reconnaître qu'elles manquent bien rarement. Ces hémorrhagies peuvent se faire par différentes voies, simultanément ou successivement (épistaxis, hématémèses, mélæna, pétéchies, ecchymoses, hématuries, hémoptysies. etc.). A l'autopsie on voit que les organes internes en sont aussi le siège (V. Anat. pathol.). L'épistaxis est d'après Monneret la plus fréquente de toutes les hémorrhagies ; elle se montre d'ordinaire en même temps ou peu après l'invasion de l'ictère. Deux fois, Monneret l'a vue avant la manifestation de tout autre symptôme, phénomène essentiel à noter pour lui, d'où il conclut que « le sang est altéré de très bonne heure et que cette altération est un des principaux symptômes de la maladie. » Tout à côté se placent les hémorrhagies qui ont lieu à la surface de la muqueuse gastro-intestinale et celles du tégument externe. Nous n'avons pas besoin d'insister sur cet ordre de symptômes bien décrit par tous les auteurs.

L'hémoptysie au contraire est très rare, mais l'explication suivante que cette rareté « concorde avec l'intégrité absolue de l'appareil thoracique aux autopsies, » donnée d'ailleurs dans un très bon article, ne nous paraît exacte. D'après les travaux antérieurs et d'après les deux autopsies que nous avons faites, il y a au contraire très souvent une congestion

hypostatique intense coïncidant avec des noyaux d'apoplexie
pulmonaire parfois considérables. Si nous devions donner une
explication de ce fait, nous préférerions penser que ces hé
morrhagies parenchymateuses ont lieu dans les derniers
temps de la vie, quand la sensibilité a disparu au milieu de
la prostration générale ; dans ces conditions, le réflexe
destiné à faire naître les efforts d'expectoration nécessaires
pour chasser le sang au dehors ne se produit plus et il n'y·
a pas d'hémoptysie. En faveur de cette opinion, rappelons
que chez un sujet qui durant la vie n'avait eu aucune hémorrhagie on a trouvé 250 gr. de sang accumulés dans la cavité
de l'estomac (Worms). La même explication rendrait compte
de ces faits qui peuvent être, d'après nous, considérés comme
de même nature.

Cœur. — Les bruits du cœur sont généralement sourds,
lointains ; le premier bruit est à peine perceptible (obs. III),
il y a parfois du souffle (obs. I), la faiblesse des bruits du cœur
s'explique facilement, par l'atonie générale et par l'altération
du muscle cardiaque trouvées dans les cas même rapidement
mortels ; mais le bruit de souffle s'explique plus difficilement
comme d'ailleurs le souffle de toutes les affections fébriles générales. Est-il dû à une insuffisance temporaire, effet de l'atonie
cardiaque, ou à toute autre cause ? On l'ignore ; remarquons
même que pour le souffle qui survient dans l'ictère grave secondaire, ou même dans l'ictère simple, les auteurs ne sont pas
unanimes ; d'après notre savant maître M. Potain, celui-ci
serait dû principalement à une insuffisance tricuspidienne
passagère (1). Le tracé sphygmographique du pouls traduit
assez bien cet état de faiblesse [de la systole cardiaque. Les
tracés pris chez les malades des obs. I, III, montrent par leur
ligne d'ascension peu élevée la faiblesse de la systole, la

____

(1) Voir à ce sujet : Straus, th. d'agrég., 1878, et Rendu, in Rev. sc.
méd., XIII, p. 149.

ligne de descente est au contraire prolongée et présente de petites ondulations.

Une des questions les plus difficiles à interpréter dans cette maladie, c'est la fréquence variable du pouls, nous ne ferons que la mentionner ici. Il y aura plus d'avantages à rapprocher l'état du pouls de celui de la température quand nous nous occuperons de l'état général.

C'est encore au trouble de la circulation dans les petits vaisseaux qu'il faut sans doute rapporter cette teinte livide, cette cyanose de la face sur laquelle Monneret avait appelé l'attention et que MM. Arnould et Coyne ont signalées également. Dans l'obs. VI nous avons aussi observé sur la face du sujet une teinte cyanosée et livide par places.

Etat du sang. — On a peu de renseignements précis encore sur l'état du sang des malades *pendant la vie* (nous ne parlons que de l'ictère grave primitif) ; il est permis d'espérer que ce desideratum ne tardera pas à être comblé et peut-être alors les résultats fournis par l'hématologie clinique nous serviront-ils à interpréter bien des phénomènes encore obscurs. L'examen du sang doit en effet nécessairement compléter ce que nous a déjà appris l'examen des urines. Nous touchons ici à un des points délicats de la théorie *rénale*. Il nous paraît y avoir en quelque sorte une pétition de principes dans les conclusions de notre excellent collègue M. Decaudin. « Laissant de côté les phénomènes typhoïdes et hémorrhagiques pour chercher surtout l'explication des accidents nerveux (p. 106-108), l'auteur arrive à conclure « en faveur de l'urémie de cause rénale, » mais il dit quelques lignes plus bas « le foie ne produit-il plus d'urée ? Cela semble démontré. » Eh bien, si le foie, siège principal de la production d'urée, est malade, si ce principe n'existe plus dans le sang, ou si du moins il n'y existe que dans de minimes proportions, la théorie qui attribue les accidents à l'urémie reste-t-elle possible ? M. Decaudin a bien senti les difficultés qu'offrait cette solution ; aussi s'efforce-t-il de démontrer, ce que nous accordons volontiers, que les lésions du rein sont très fréquentes dans l'ictère grave ; mais, dans l'espèce, l'hypothèse d'un mal de Bright même constant ne pourrait servir à faire admettre l'urémie ; ce serait reconnaître qu'un effet peut se produire sans cause. L'urée ainsi écartée, on est amené à se demander quelle est la cause de la toxémie secondaire dont l'"existence ne peut être discutée ? Ne serait-elle pas plutôt due à *l'urinémie* (1), c'est-à-dire à l'intoxication par les matières extractives, produits d'une nutrition vicieuse (oxydation incomplète des matières albulminoïdes ou troubles dans leur dédoublement), fabriqués en excès, et, qui n'étant plus éliminés par le rein, s'accumulent dans le sang ? Cette solution, croyons-nous, s'approcherait beaucoup plus de la réalité que la précédente. M. Brouardel s'exprime d'ailleurs ainsi: « Dans les commentaires qui suivent la belle observation de M. Bouchard, le malade a guéri parce que la polyurie a permis aux matières excrémentitielles d'être éliminées » et plus loin en parlant de l'abaissement du chiffre de l'urée (0,50 cent. par jour dans les urines des vingt-quatre heures) qui dure encore quand la convalescence commence : « *Il ne s'agit donc pas à cet instant de rétention d'urée dans le sang, d'accidents urémiques.* Il n'y a pas d'urée dans le sang parce que l'économie n'en fabrique pas. » M. Bouchard s'était servi d'un terme général « *les matières excrémentitielles,* › laissant ainsi tout entière la question théorique, puisque l'urée et les matières extractives sont également des produits excrémentitiels. M. Brouardel précise davantage, et logiquement de par la théorie qu'il s'efforce d'établir, il est amené à exclure l'urée.

---

(1) Nous nous autorisons, pour employer ce mot, de l'exemple de M. le professeur Peter (Clinique médicale, t. II), ainsi que de celui de M. le professeur J. Renaut (art. « Sang, » dictionnaire Dechambre.)

comme facteur des accidents. Si on admet avec ce professeur que l'urée se forme principalement sinon uniquement dans le foie, on doit être nécessairement amené à l'idée que nous avons exposée plus haut. La toxémie secondaire ainsi produite ajoute ses effets à ceux dus à la maladie protopathique, sous l'influence de laquelle elle s'est développée.

Dans la discussion précédente, nous avons été amené à parler de la théorie qui fait du foie le siège principal de la production de l'urée. Cette théorie si séduisante qui a pour elle tant de présomptions tirées de la physiologie et de la clinique, exposée et défendue par des hommes qui ont une grande autorité dans la science et à laquelle nous sommes prêt à nous rattacher, recevrait une sanction considérable capable de lever les hésitations si l'examen direct du sang dénotait la diminution de l'urée dans les cas d'ictère grave, où le foie, il est permis de le dire, est fonctionnellement supprimé. Mais nous avons vu que les résultats fournis par les divers auteurs sont très variables sous ce rapport (Voir Anat. Pathol. État du sang (1).

(1) Depuis que nous avons écrit ce chapitre, regrettant de ne pouvoir combler cette lacune, que nous signalions, nous nous sommes adressé aux médecins qui se sont plus spécialement occupés de ce sujet, en particulier à MM. Brouardel, Quinquaud, Bouchard, pour savoir s'ils ne posséderaient pas des faits pouvant être utilisés dans ce sens. Nous avons trouvé, auprès de nos maîtres, un accueil dont nous tenons à les remercier ; de plus, nous sommes heureux d'avoir appris, auprès de M. Quinquaud (communication orale), que dans 3 cas d'atrophie jaune aiguë, observés depuis son mémoire et qui seront ultérieurement publiés, cet observateur, ayant recueilli du sang à la période d'état de la maladie (petite saignée au pli du bras), a pu constater que l'urée était diminuée de moitié environ : (0 gr. 08 à 0,10 p. 100 au lieu de 0,15 à 0,17, chiffre physiologique), et les matières extractives très augmentées, au contraire. Ces résultats, obligeamment communiqués, sont entièrement en faveur de la théorie défendue par Murchison, Brouardel et Charcot. Ils constituent une preuve très importante à ajouter à celles qui ont déjà été données, bien que le nombre de cas observés soit encore restreint. Ces analyses de sang, faites pendant la vie et dans ces circonstances spéciales, sont les seules que

A l'altération du sang paraissent se rattacher encore les *éruptions cutanées* qui surviennent dans l'ictère grave : ces éruptions ne constituent pas dans l'ictère typhoïde un phénomène aussi rare que le pense M. Rendu. Ozanam en signale trois cas, on l'a vu également chez le malade de Gayda, et chez quelques autres ; il s'est montré 4 fois sur les 6 observations que nous avons rapportées. Fugace, dans l'obs. II, où elle affectait la forme d'érythème papuleux-circiné sur le ventre et les cuisses et de taches d'un rouge vif sur le tronc, l'éruption se montra trente-six heures après l'ictère et avait disparu le lendemain. Au contraire dans notre observation V, elle s'est montrée plus tard, a envahi tout le corps à la façon d'une roséole confluente et presque d'une scarlatine. Sa durée a été de plusieurs jours. La même chose eut lieu chez le malade de Gayda. Dans l'obs. IV, l'éruption eut la forme érythémateuse et se limita autour des genoux.

Frerichs ne parle pas de ces éruptions, Ozanam est l'auteur chez lequel nous avons trouvé ce symptôme le mieux étudié. L'éruption affecte la forme ordinaire de roséole, quelquefois

nous connaissions ; leur résultat concorde avec celui fourni par l'analyse de M. Arnoulds et M. Coyne : cette dernière est passible, il est vrai, de quelque objections, mais l'importance de ce résultat, identique dans les 4 observations où il a été cherché, n'échappera à personne. Cependant il faut ajouter ce fait que, dans un ou deux cas d'ictère grave, désignés par l'auteur sous le nom de « plasmopathie cellulaire, » l'urée n'a été trouvée que fort peu diminuée dans le sang. Sur notre objection, M. Quinquaud a reconnu que ces résultats, n'étaient peut-être pas absolument comparables aux premiers, l'analyse du sang ayant été faite à une période plus rapprochée du début de la maladie. Afin d'avoir désormais des dosages comparables, et de bien savoir dans quelle proportion varie l'urée dans le sang pendant le cours de la maladie, on pourrait, croyons-nous, sans causer une trop grande perte de sang au malade, lui appliquer chaque jour ou chaque deux jours, une ou deux ventouses scarifiées et analyser le sang ainsi obtenu. Ce procédé a été récemment mis en pratique par M. Debove à la clinique médicale de l'Hôtel-Dieu, dans un cas d'anurie ayant pour objet un carcinôme de l'utérus. (Sera publié à la Société méd. des hôpitaux. Leçon clinique in Revue méd. fr. et étr. (Octobre, 1879.).

de miliaire et apparaît vers le sixième ou septième jour; dans un cas de Monneret (cité par Blachez) l'éruption ressemblait à l'urticaire ; la même chose a eu lieu dans l'obs. I ; ici l'urticaire parait le 22 et le 28 il n'a pas encore totalement disparu.

Nous trouvons au point de vue clinique dans ce symptôme un rapprochement de plus à faire entre l'ictère grave primitif et le typhus exanthématique, et d'ailleurs la plupart des maladies générales ; quitte ensuite à nous ranger à l'opinion de Murchison (1) d'après qui la cause prochaine de toutes ces éruptions résiderait dans une altération du sang (augmentation des produits d'oxydation incomplète des matières albuminoïdes), souvent consécutive elle-même à un trouble fonctionnel du foie.

Dans l'obs. IV, où l'éruption a été très limitée il y a eu un prurit intense, une desquamation épithéliale et une sorte de poussière blanche à la surface du tégument; ces phénomènes là se rapprochent bien, en effet, de ceux qu'on observe chez les uricémiques, les goutteux et nous paraissent apporter ainsi un argument de plus en faveur de la théorie de l'illustre clinicien de Londres. Elle a d'ailleurs l'avantage de permettre de rapprocher aussi ces éruptions de celles bien connues et bien étudiées (Murchison, Straus, etc.), qui ont lieu dans l'ictère chronique à une époque très avancée et de montrer que le trouble fonctionnel dans l'ictère grave primitif peut être rapidement très considérable, puisque dans un cas l'éruption a paru après vingt-quatre à trente-six heures (obs. Bouchard). (Dans l'exemp'e d'ictère aggravé que nous rapportons plus loin, on a vu survenir assez rapidement une éruption généralisée, le foie était sain, l'ictère n'avait duré que quelques jours ; ce fait, est loin de se trouver en opposition avec ce que nous venons de dire, mais l'altération du sang était ici

(1) Leçons sur les troubles fonctionnels du foie.

d'origine rénale ; une lésion profonde de ces organes ayant empêché l'élimination de l'urée et des matières extractives.)

Nous ne savons pas encore si l'on peut tirer un signe pronostique quelconque de cette éruption. Remarquons simplement que tantôt le malade est mort (obs. IV, person. et obs. VI et VII d'Ozanam), et qu'il a guéri dans les observations de Baudin (IV même thèse), dans celle de Gayda et dans les trois observations que nous rapportons (I, II, V.).

Troubles de la respiration. — La respiration est parfois rapide, superficielle, entrecoupée, haletante vers le début. Monneret cite un cas où il y avait dès les premiers jours 35 respirations par minutes. Quelquefois ce n'est qu'au moment des accidents ultimes que le rhythme respiratoire atteint cette rapidité. C'est ainsi que nous l'avons vu peu avant la mort atteindre 41 et même 45 R (obs. VI); d'autres fois au contraire la respiration se ralentit quand survient le coma final. D'après Frerichs les mouvements respiratoires commenceraient à devenir anormaux quand l'action cardiaque devient irrégulière, alors « à une inspiration courte et souvent râlante succède une expiration rapide, puis survient une longue pause ainsi que cela a lieu chez les animaux dont on a coupé les deux nerfs vagues. » Ces troubles ont été attribués, non sans raison d'après nous, aux troubles de l'hématose ; les globules altérés ou diminués semblent ne plus pouvoir fixer assez d'oxygène, d'où l'excitation réflexe du bulbe et une respiration plus rapide. Trousseau avait entrevu déjà ce mécanisme.

Dès le début, il arrive souvent quand le rhythme est encore assez régulier, que si on demande le moindre mouvement au malade, ou si on veut l'asseoir quelques secondes pour l'ausculter, l'effort nécessaire, bien faible cependant, ne peut être maintenu qu'au prix d'une très grande fatigue, bientôt le patient retombe presque inerte sur le lit, et les mouvements respiratoires subissent une notable accélération.

Le *hoquet* parfois si fatigant pour le malade paraît dès le début, dans quelques cas, plus souvent lorsque l'état est déjà grave ; il a pu durer 24 heures presque sans discontinuer (Blachez). C'est un symptôme que la physiologie pathologique rattache également à l'état réflexe nerveux, et qui nous servira à passer des troubles de la respiration à ceux du système nerveux.

Troubles nerveux. — Nous ne parlerons pas longuement des troubles nerveux proprement dits, ils peuvent exister dès le début ; nous avons montré dans le chapitre réservé aux observations en quoi ils consistaient d'ordinaire et quel était leur ordre de succession. Céphalalgie, insomnie, sommeil avec cauchemars et rêves professionnels, myopathie intense, occupant surtout les lombes et les cuisses, stupeur, prostration et plus tard délire, ataxie ou adynamie, tels sont les symptômes qui traduisent d'ordinaire la perturbation du système nerveux. Plus rares sont les convulsions, elles peuvent être limitées aux extrémités (obs. I), ou généralisées (obs. de Morand thèse de Decaudin ; mort survenue après 29 heures de convulsions tétaniques). Nous exceptons bien entendu de cette description les cas d'ictère aggravé survenu chez les femmes enceintes ; chez elles les convulsions sont plus fréquentes et paraissent relever de l'éclampsie ?

Plusieurs auteurs signalent dès le début, ou quelquefois après l'apparition de l'ictère, une très-grande anxiété du patient sur l'issue de la maladie ; la raison de ce phénomène dont nous avons été témoin nous paraît être dans ce fait que l'intelligence reste encore nette ou simplement paresseuse quand les forces physiques sont complètement abattues, et que le malade a conscience de cet état de choses.

Parmi les troubles qui ne sont pas signalés par les auteurs, et même dont quelques-uns (Vulpian) font remarquer ou admettent l'absence (Decaudin), nous devons signalre les troubles de la vision non point la xanthopsie qui est le fait de l'ictère quand elle existe, mais une amblyopie pour laquelle il est à regretter qu'on n'ait pas fait l'examen du fond de l'œil ; la vision n'est pas distincte, les objets sont vus au travers d'un brouillard, le malade se plaint d'avoir comme un voile devant les yeux. Cette amblyopie, qui se rattache peut-être à celles des néphrites albuminuriques, est un phénomène passager, il est relativement rare, nous l'avons noté dans quatre observations, peut être encore est-il plus fréquent (obs. de M. Baudon in thèse d'Ozanam, de Wieland in th. de Blachez, obs. A. Robin et obs. V, personnelle).

Dans l'observation rapportée par Blachez, la malade qui avait naturellement la vue un peu faible d'habitude se plaint très souvent de ce symptôme. D'abord elle ne voit les objets qu'au travers d'une gaze d'un brouillard, puis ce trouble augmente et elle est obligée de s'aider du toucher pour les reconnaître ; puis le symptôme diminue d'intensité, mais au moment de la sortie, la vue de la malade était encore plus faible qu'au moment de l'entrée. Remarquons que dans ces quatre observations, le malade a guéri, que le trouble visuel est accusé au moment de la convalescence, et que peut-être le trouble du fond de l'œil existe plus souvent qu'il n'a été noté, parce que le malade dans l'état de prostration où il se trouve ne peut attirer l'attention de ce côté.

L'état de la pupille a été étudié avec soin par Ozanam qui regardait sa dilatation et son immobilité comme signes de la plus haute gravité. Frerichs n'y attache pas une aussi grande importance.

Signalons encore parmi les troubles de la vision la photophobie signalée dans les 3 observations du Dr Hanlon.

Pouls et température. — D'une manière générale, il est admis que dans l'ictère le pouls est ralenti, aussi on est assez étonné au début de l'affection quand on trouve le pouls fréquent ; ce symptôme, joint à l'irrégularité, attire quelquefois dès les premiers jours l'attention du clinicien et n'est pas sans lui inspirer des craintes souvent justifiées. D'après Ozanam, le pouls est d'abord fréquent, puis il devient lent, irrégulier, descend au-dessous ou demeure au voisinage de la normale mais surtout s'accélère tout à coup, spontanément ou sous l'influence de la moindre excitation (au point de passer d'un extrême à l'autre de 60 à 120), enfin il devient régulier et très rapide vers la fin. Cette division reproduite par Blachez se trouve en grande partie justifiée par les résultats dus à l'observation des épidémies de Gaillon et de Lille. Frerichs admet que le pouls lent à la première période ne s'accélère qu'à la période des accidents nerveux. Si on compare les textes, on verra cependant que par plus d'un point sa description ne diffère pas autant qu'on peut le croire à première vue de celle d'Ozanam En effet, pour l'auteur allemand au moment où le pouls s'accélère, l'irrégularité est aussi le phénomène prédominant, à ce point que les pulsations peuvent tomber de 120, 130, à 90 ou 80 ; plus tard, elles s'accélèrent beaucoup plus, peuvent atteindre 140. On voit donc que cette division reproduit en partie celle du clinicien français. De plus nous devons dire que ces divergences d'opinion, faites pour embarrasser, trouvent peut être leur raison dans ce fait qu'Ozanam étudie principalement l'ictère malin, tandis que Frerichs a réuni dans sa description de l'ictère grave des cas dissemblables ; or, son opinion paraît juste si on a égard surtout aux ictères simples prolongés dans lesquels, après une période plus ou moins longue, surviennent les phénomènes de l'ictère grave.

Dans les trois cas que nous avons observés, le pouls était déjà très rapide quand nous avons vu le malade et s'est toujours maintenu assez élevé, un peu moins cependant chez

Obs.V.— Ictère grave primitif (forme nerveuse adynamique.). —Polyurie critique.— Guérison

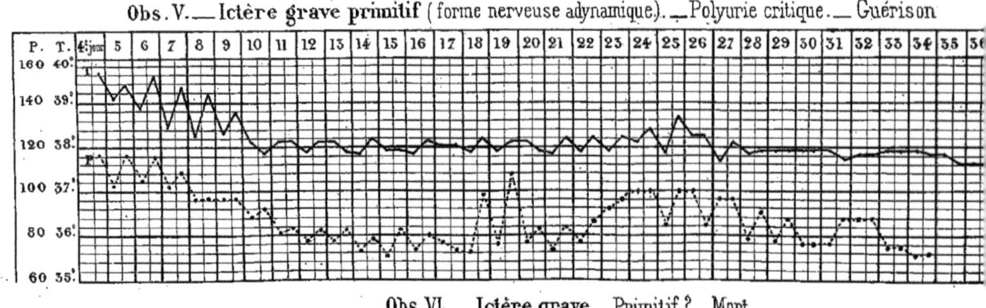

Obs.VI.— Ictère grave.—Primitif ?—Mort.

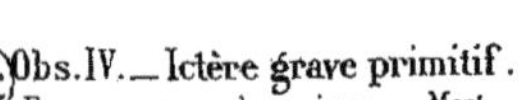

Obs.IV.— Ictère grave primitif.
Forme nerveuse adynamique.— Mort.

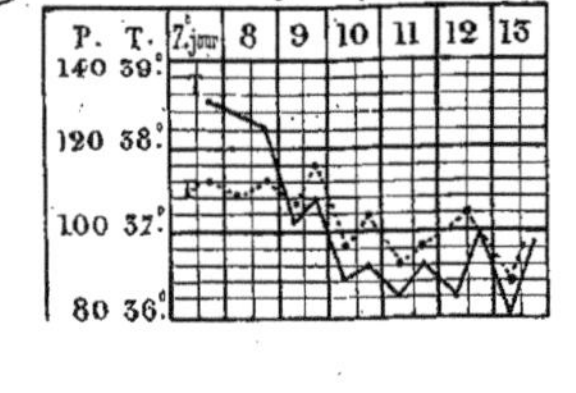

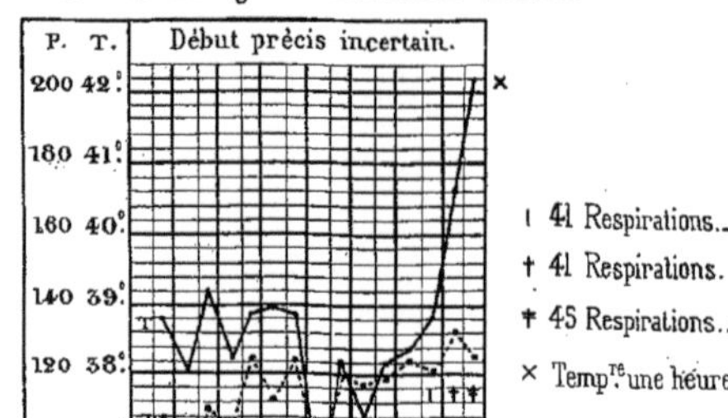

ı 41 Respirations.—Sueurs abondantes.

† 41 Respirations.

‡ 45 Respirations.— Sueurs.

× Temp.ᵗᵉ une heure avant la mort.

Obs.VIII. Fièvre typhoïde compliquée d'Ictère.— (Modifications imprimées à la courbe de la temp^{re} et du pouls).

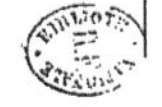

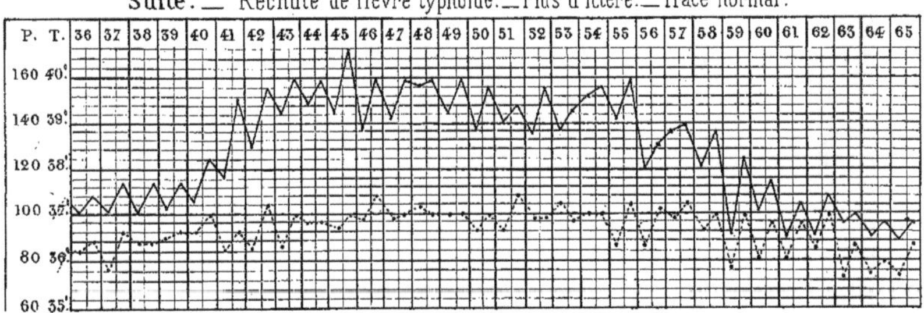

Suite.— Rechute de fièvre typhoïde.—Plus d'Ictère.—Tracé normal.

Th... (obs. V, guérison) quoique, même chez lui, le pouls fût rapide pour un ictérique.

Nous avons pensé qu'il était intéressant de rapprocher ces 3 tracés du pouls et de la température ; on remarquera que dans l'observation IV le tracé du pouls (traits ponctués) est sauf pendant les six premières heures au-dessus de celui de la température, on ne peut donc pas dire qu'il n'y a réellement pas de fièvre ; c'est plutôt un état général modifié (1).

Au contraire, dans le tracé de l'observation VI, où le pouls arrive jusqu'à 132, nous voyons, malgré la haute température, que celui-ci ne subit qu'une ascension relativement peu marquée, en regard de l'ascension régulièrement croissante, excessive de la température, et qu'il éprouve même une inflexion légère au dernier moment. On a dit que les variations du pouls étaient en grande partie influencées par les modifications du système nerveux, variables suivant les cas ; nous voudrions faire intervenir pour l'explication de ces phénomènes encore un autre élément. On sait que l'*ictère grave* n'est pas toujours un ictère par rétention ou résorption biliaire, que souvent la coloration ictérique est peu marquée et que dans certains cas, les urines ont fourni la réaction de l'hémaphéisme plutôt que celle du biliphéisme ; ces différences dans l'intensité et le mécanisme de l'ictère doivent sans doute être comptées parmi les causes principales qui peuvent modifier l'état du pouls et auxquelles il faut penser quand on veut interpréter les résultats fournis par son exploration. Ainsi chez nos deux malades dont nous venons de parler (obs. IV et VI), les matières colorantes de la bile étaient très-abondantes dans les urines, mais bien plus encore dans celles du dernier et surtout vers la fin ; aussi voyons-nous malgré la différence sensible des deux tracés, à un degré thermique semblable,

(1) Pour avoir une idée de la façon dont l'ictère peut modifier un tracé connu. (V. la courbe de l'obs. VIII.)

Mossé.   7

correspondre un nombre de pulsations à peu près semblables ; mais vers la fin, la ligne d'ascension du pouls ne s'élève pas autant qu'on pourrait s'y attendre étant donné le parallélisme jusque-là assez régulier des deux tracés. Notons en passant que le pouls atteint comme maximum 132, tandis qu'on a cité les chiffres de 140, 150 et même 155 (Ozanam) ; on comprend bien qu'à ce moment le pouls est filiforme à peine perceptible. En nous occupant de l'état du cœur, nous avons parlé des ca ractères sphygmographiques.

Au point de vue *de la température*, mêmes résultats souvent contradictoires et qu'après d'autres auteurs nous nous efforcerons de coordonner.

Frerichs au sujet de la température, ne renferme que des renseignements incomplets : « En général la peau est fraîche, sèche, inactive ; je n'ai pu constater d'augmentation de la température, mais il est deux périodes où il existe transitoirement une élévation de la température normale : pendant la période prodromique fébrile et à la période de grande excitation du système nerveux. » Cette formule n'est pas assez restrictive et ne peut s'appliquer à la majorité des cas.

Wunderlich (1) signale les différences notables qui peuvent être observées, mais il ajoute que les cas sont encore trop rares pour qu'on puisse en déduire des données positives. L'examen des figures, dont nous avons accompagné nos observations, suffit à montrer la différence qui peut exister à ce point de vue entre 2 cas ayant une issue fatale ; tandis que dans un cas (obs. VI), le tracé remplit absolument les conditions indiquées par M. Jaccoud (Cliniques de Lariboisière et Pathologie interne), qu'il s'élève au moment de la période *agonique* sans offrir de rémission matinale, dans l'autre, au contraire nous avons un exemple du type absolument opposé, se rappro-

____

(1) De la température dans les maladies. Traduction Labadie-Lagrave, p. 416.

chant de tracés recueillis à Lille (1), et que les observateurs
ont désigné par l'expression : *type tombant.* Dans les 4 jours
qui précèdent la mort, la température oscille entre 36 et 36.8;
une fois seulement elle atteint 37°, point où elle était tombée
dès le troisième jour avant l'entrée du malade.

Peut-on trouver une explication à ces variations de la température ? C'est encore un point plus discuté et moins connu
que les variations du pouls. Faut-il voir dans les cas
d'abaissement brusque un phénomène d'urémie? Mais on
sait que dans l'urémie la température est loin d'être toujours
abaissée. Rosenstein, au contraire, a toujours observé une
élévation thermique (2), et d'ailleurs nous avons vu qu'il
n'est guère probable que l'on soit en présence de l'urémie ,
— ce terme étant pris comme l'équivalent d'intoxication par
l'urée — dans la variété d'ictère grave que nous étudions en ce
moment. Faut-il au contraire penser que l'on a dans ces cas
surtout à faire à une cholémie prédominante ? Il est possible que la présence de la bile dans le sang ait cette influence,
mais rien n'autorise à l'affirmer; faisons remarquer cependant
que le malade de M. Jaccoud avait une obstruction biliaire
complète, et que la quantité de matières et résine biliaires
contenue dans les urines du nôtre était très considérable.

Si l'on jette un regard d'ensemble sur les trois tracés que
nous avons rapportés, on voit que d'une manière générale pouls
et température marchent d'une façon à peu près parallèle ;
on pourrait donc admettre trois périodes pour la tempéra-

(1) L'observation III du mémoire offre cependant un exemple assez analogue à celui de notre observation VI.

(2) Dans une lettre adressée par Rosenstein à M. Ortille, et reproduite
par cet auteur dans son mémoire, p. 20 (De la dyspnée nerveuse dans les néphrites, Lille, 1878), le professeur allemand signale quelles sont les conditions qui, pour lui, peuvent faire varier la température dans l'urémie (inani-
tion, diarrhée, état général du malade, convalescence etc.) et dit que, malgré
ses observations personnelles, il pense que la température peut être abaissée
dans l'urémie.

ture comme pour le pouls, et insister sur le danger prochain dans deux cas : 1° quand les deux tracés vont à la rencontre l'un de l'autre (chute de la température , ascension du pouls), 2° quand la courbe thermographique s'éloigne brusquement de celle du pouls par une ascension régulière.

Passons maintenant à l'étude des urines. Leur examen doit être fait tous les jours ; mais si nous avons attendu à ce moment pour entreprendre leur étude, c'est, comme nous l'avons dit, afin de ne pas scinder un sujet aussi important.

UROLOGIE.

Au début des accidents on n'a pas d'ordinaire l'occasion d'examiner les malades, car nous avons vu que, le plus souvent, ils entrent à l'hôpital quand la maladie est déjà à la période d'état. Il serait donc très-difficile de dire exactement quelles sont les qualités de l'urine à cette époque. La quantité, d'après les réponses des malades, paraît cependant être généralement peu modifiee.

Période d'état. — Coloration ; réactions chimiques. — Dès que l'ictère se montre, on peut constater le plus souvent la présence du pigment biliaire dans les urines, au moyen de l'acide nitrique qui leur donne la couleur caractéristique. Leur *coloration* à ce moment est d'ailleurs assez variable et la réaction chimique est souvent nécessaire pour pouvoir affirmer que l'on a affaire à un *ictère biliphéique.* Elle varie depuis le brun verdâtre ou brun jaunâtre, comme dans nos observations personnelles, jusqu'à la couleur acajou foncé ou même noirâtre (épidémie de Lille). Dans ces derniers cas, la présence du pigment biliaire est certaine à première vue ; il n'en est pas toujours ainsi et M. Rendu affirme que « parfois la présence du pigment biliaire n'est pas démontrable, circonstance d'une haute valeur pour l'interprétation de l'ictère. »

Dans ces cas les urines offrent la réaction de l'hémaphéisme dû comme on le sait à l'excessive déglobulisation du sang. Il est donc permis de conclure que les phénomènes toxiques observés ne sont pas toujours dus à la pénétration de la bile dans les tissus comme l'avaient admis les premiers observateurs. Rappelons que l'hémaphéisme se rencontre dans la plupart des maladies générales où il y a une dyscrasie sanguine, comme dans la pneumonie, la pyohémie, etc. C'est un rapprochement de plus entre l'ictère typhoïde et les maladies *totius substantiæ*.

Cependant il faut bien dire que si l'hémaphéisme est possible dans l'ictère typhoïde, (M. Blachez le signalait déjà dans sa thèse en 1860), le plus souvent c'est le biliphéisme qui domine et dans notre observation VI en particulier, les urines ont pris une coloration vert noir sous l'influence de l'acide nitrique, tandis qu'elles n'offraient à l'œil nu qu'une coloration verdâtre peu prononcée.

Quantité. — Parfois reste normale, mais dès l'apparition de l'ictère elle peut être diminuée, alors la gravité des phénomènes s'accentue de plus en plus. De 1200 à 1500 gr., l'urine descend à 800, 600, 400, 250 gr. par 24 heures. Quelquefois même elle se supprime complètement : Il y a une véritable anurie et le cathétérisme trouve une vessie presque vide (obs. IV).

En général avec cette diminution de la quantité des urines on constate une albuminurie assez notable (voir les obs. rapportées) et une diminution de la quantité d'urée.

Urée. — Elle était augmentée dès les premiers jours chez le malade de M. Bouchard ; M. Brouardel serait porté à admettre pour la première période de l'ictère grave, une augmentation constante dans la quantité d'urée correspondant à la période de congestion du foie ; nous n'avons pu apporter aucun fait à ajouter à ceux observés par nos maîtres.

Dans le mémoire de Lille, les auteurs disent que ce fait constaté deux ou trois fois a été tellement net qu'ils le croient constant ; or, nous sommes bien obligés d'avouer que nous ne pouvons accepter cette opinion même d'après les faits qui lui ont donné naissance. Ainsi par exemple les urines du nommé Four..., examinées le 18 juin, fournissent à M. Thibaut le chiffre énorme de $58^{gr},70$ d'urée pour la journée ; le 19 le chiffre tombe brusquement à $5^{gr},265$; le 15 juin on signalait déjà la diminution de la matité hépatique et le 17, c'est-à-dire la veille du jour où l'on trouve cette quantité considérable d'urée, « la matité hépatique continue à se réduire. » Il est vrai d'ajouter que c'est dans la matinée du 18 que surviennent les accidents nerveux graves ; mais en présence d'un aussi brusque écart dans la quantité d'urée éliminée, surtout si nous considérons qu'il y avait déjà atrophie progressive du foie depuis trois jours quand on a trouvé près de 60 gr. d'urée, nous sommes porté à nous demander s'il n'y a pas eu là une erreur de chiffres.

Toutefois nous ne sommes pas éloigné d'admettre, d'après le travail de M. Brouardel et l'observation de M. Bouchard, qu'il y a dans la première période de l'ictère grave, une augmentation d'urée coïncidant avec un certain degré de congestion du foie ; mais des observations sont encore nécessaires pour établir s'il y a toujours une congestion initiale.

La diminution de l'urée marque la deuxième période, celle où le foie fonctionne mal, soit qu'il s'atrophie, soit que, gardant ses dimensions physiologiques, il subisse une espèce de paralysie fonctionnelle produite par un trouble de nutrition dont la nature intime nous est encore mal connue. Cette diminution de l'urée coïncide avec la diminution de la quantité des urines déjà indiquée plus haut ; elle peut descendre jusqu'aux chiffres extrêmes 0,50 (Bouchard) ou même 0,20 (Quinquaud) dans 24 heures. En même temps il n'est pas rare de constater un certain abaissement de la température et une aggravation des phénomènes généraux, principalement des phénomènes nerveux.

Influence de l'alimentation. — On a dit, non sans quelque apparence de raison, que la diminution d'urée tenait au défaut d'alimentation du malade. M. Valmont a récemment publié le résultat d'expériences faites à ce sujet et qui montrent que l'alimentation a une notable influence sur la quantité d'urée excrétée dans les maladies du foie (1). Il est hors de contestation qu'un adulte, qui mange, travaille, fait plus d'urée que s'il se repose ou s'il est à la diète. Toutefois, dans d'autres pyrexies, dans la fièvre typhoïde en particulier, où le foie n'est pas atteint profondément comme dans l'ictère typhoïde, et où le malade est tenu à un régime tout aussi sévère, la quantité d'urée excrétée en 24 heures, pendant les périodes d'augment et état, oscille autour du chiffre de 25 gr. ; au moment de la défervescence, elle descend à $20^{gr},80$ (A. Robin. *Urologie dans la fièvre typhoïde*, p. 145 à 150). Ces quantités, on le voit, sont loin des quantités minimes observées à la période d'état de l'ictère typhoïde, et des quantités énormes observées au moment de la crise.

De plus en se rapportant aux observations que nous avons données et en particulier à l'observation V où nous avons noté avec soin l'alimentation du malade, si l'on remarque un ressaut assez net dans la courbe de l'urée, le jour où le malade cesse d'être au régime (de 26 gr. s'élève à 30, puis à 40 gr. les deux premiers jours de l'alimentation et décroît ensuite), on peut voir cependant que *l'urée a été augmentée* et en quantité très notable en *dehors de toute alimentation, les jours où l'amélioration s'est produite ;* bien plus, que cette élimination exagérée s'est continuée quelques jours, et qu'elle a dépassé, alors que le malade n'avait depuis très longtemps

(1) Étude sur les variations de l'urée dans quelques maladies du foie. Paris, 1879.

pris aucun aliment azoté (régime lacté exclusif), le chiffre absolu de l'urée excrétée quand il a commencé à manger. On peut dire, il est vrai, que la crise survenant par les urines, la diurèse entraîne hors de l'organisme l'urée qui s'était accumulée dans les muscles ou dans les autres organes pendant la période d'oligurie ; mais plusieurs chimistes n'ont pas trouvé d'urée à l'état normal dans les muscles (Meissner, Kuhne, Lehman) ; d'après ces deux derniers auteurs, les muscles ne contiendraient de l'urée que chez les cholériques et les urémiques, c'est-à-dire après les maladies où le sang très chargé d'urée en a imprégné tous les tissus (1). Dans l'ictère typhoïde, au contraire, nous sommes autorisé, d'après les expériences rapportées plus haut, à dire que le sang est pauvre en urée, par suite il ne pourra donc déposer ce produit dans les muscles ; malgré l'oligurie ou même dans l'anurie à la période d'état, il paraît réellement y avoir moins d'urée qu'à l'état normal dans l'organisme, comme le dit M. Brouardel, et cette diminution semble vraisemblablement pouvoir être mise sur le compte de la lésion hépatique.

De ce que nous venons de dire, il ne faudrait pas conclure que nous pensons que le foie *seul* est chargé dans l'organisme

(1) M. Picard (Cours de la Faculté de médecine de Lyon, in Rev. scientif., 23 août 1879) annonce avoir trouvé dans les muscles autant et même plus d'urée que dans le foie ; une différence aussi considérable, avec les résultats de Meissner, Kuhne, Lehman, ne peut, croyons-nous, s'expliquer que par les conditions variables d'expérimentation dans lesquelles doivent s'être placés les auteurs ; ces expériences doivent donc être reprises. On pourrait les vérifier chez les animaux tués par hémorrhagie ou chez l'homme dans les cas de mort violente (supplicié). On devra essayer, pour les muscles, des expériences analogues à celles que Cyon a faites pour le foie ; il serait, en effet, important de bien savoir comment a opéré M. Picard. On pourra encore utiliser peut-être pour l'homme (si on ne craint que les effets du traumatisme ne modifient trop les conditions) les muscles d'un membre dont l'état a nécessité une amputation immédiate après un récent traumatisme. — Consulter aussi, sur ce sujet la 4º édition de la physiologie de Kuss et Duval, parue en même temps que la leçon de M. Picard (p. 148 « l'activité musculaire, ne détermine pas la production d'urée » et p. 150, exper. de Fick et Wislicenus.

de faire l'urée (M. Brouardel lui-même n'a pas formulé une proposition aussi rigoureusement étroite, comme semblent le penser quelques-uns de ses contradicteurs (V. Arch. de phys., 1876, p. 375). L'urée se forme, sans doute, dans tout l'organisme, c'est un produit de dénutrition ; mais l'importance et la nature même des fonctions de la glande hépatique doivent, pensons-nous, amener à regarder cet organe comme le principal foyer de formation de l'urée, et la diminution notable de ce corps dans l'urine (en l'absence de lésions rénales) comme l'indice presque certain d'une lésion hépatique profonde. Le retour de l'urée annonce, au contraire, le retour du foie vers l'état physiologique, et par suite une réaction favorable de l'organisme permettant d'espérer la guérison.

Matières extractives. — En même temps que la diminution de l'urée, on constate aussi, à la période d'état, la diminution dans l'urine des phosphates, sulfates, chlorures, etc. (Murchison, Frerichs, Quinquaud, *passim*), mais au point de vue du dosage de ces dernières substances nous devons dire que, à part l'observation de M. Bouchard, celles que nous connaissons offrent sous ce rapport des lacunes, et dans les nôtres en particulier, nous n'avons dosé que l'urée. Dans l'obs. I, M. Robin a quelquefois dosé l'acide urique.

Par contre, on trouve dans l'urine de la leucine, de la tyrosine, de la xanthine, de l'hypoxanthine. Ces substances sont, dit Murchison, — auquel nous empruntons les formules suivantes, destinées à montrer les rapports de leurs divers éléments, — des produits de la métamorphose de la matière azotée intermédiaire entre les substances protéiques (albumine et fibrine) à une extrémité, et les principes moins complexes (urée, acide urique, créatine, etc.) à l'autre :

Albuminoïdes.	$C^{72}H^{112}Az^{18}SO^{23}$
Tyrosine.....	$C^{9}H^{11}AzO^{3}$
Leucine......	$C^{6}H^{13}AzO^{2}$
Acide urique..	$C^{5}H^{4}Az^{4}O^{3}$
Urée........	$CH^{4}Az^{2}O$

La leucine et la tyrosine peuvent se voir sous forme de paillettes ou de masses, dans l'urine concentrée et examinée au microscope (voir les planches dans Charcot, Murchison, Frerichs). Toutefois dans une observation de Murchison, la seule qu'il ait pu recueillir, la leucine et la tyrosine ont été trouvées dans le foie et le reins, mais n'existaient pas dans l'urine. La présence de ces corps dans l'urine a donc une réelle valeur au point de vue du diagnostic, mais n'est point pathognomonique.

Abumine. — A part ces matières extractives et ces produits de décomposition sur la formation desquels tous les chimistes ne sont pas encore d'accord, et dont la constatation n'est pas toujours facile, l'urine, comme nous l'avons déjà dit, contient souvent de l'albumine et doit être examinée à ce point de vue dès les premiers jours, et régulièrement à toutes les périodes.

L'albumine se trouve très fréquemment dans les urines de l'ictère grave. Elle peut être plus ou moins abondante, elle peut cependant manquer, bien que le rein soit altéré. (Nous ne pouvons nous étendre longuement ici sur les causes peu connues de ce phénomène pathologique, nous renverrons à la thèse de M. Decaudin où on trouvera les opinions sur ce point de Nothnagel, de Finlayson, de Ranvier, de Jaccoud.) Considérée isolément l'albuminurie, croyons-nous, n'a pas grande signification. On peut en effet, même quand ce symptôme est marqué les premiers jours (obs. I, obs. V), le voir rapidement diminuer et le malade guérir. Si elle persiste pendant plusieurs jours sans diminuer le pronostic est plus grave.

Dans le premier cas nous sommes portés à ne voir là que la lésion passagère, le retentissement sur le parenchyme rénal de l'affection générale qui, diminuant ensuite, permettra la guérison ; dans le cas contraire on doit y voir l'indice d'une affection plus profonde entraînant un pronostic sévère.

On devra également ne pas négliger *l'examen des urines*

au microscope ; il permettra d'y reconnaître l'existence de cylindres, qui pourront fournir quelques données sur l'état du rein, bien que ce moyen ne comporte pas une certitude absolue. Parfois aussi on pourra constater dans les urines des globules de sang en plus ou moins grand nombre, alors que la teinte générale ne laisse point penser à l'hématurie.

Période de déclin. — Tels sont les caractères de l'urine à la période de début et à la période d'état. Si le pronostic doit être fatal ces caractères persistent ou s'aggravent; au contraire, dans les cas où la terminaison doit être favorable on voit survenir une diurèse abondante. Quelquefois celle-ci est progressive, souvent elle est très rapide ; de 200 à 300 gr. la quantité d'urine élimimée s'élève en 24, 36, 48 heures à deux litres, trois litres, trois et demi et même plus. Cette diurèse peut tarder plus ou moins à s'établir, mais quand on voit l'urine augmenter le pronostic peut être favorable, surtout si cette diurèse coïncide avec l'excrétion plus abondante de l'urée et des matières extractives.

Plus ou moins rapidement l'urée revient à son taux normal; progressivement les urines reprennent leur coloration, et enfin tout rentre dans l'ordre. Nous avons signalé plus haut, que quand on commence à donner au malade des aliments solides on note une augmentation temporaire de l'urée dans la courbe, on peut également noter une légère fièvre (febris carnis) et aussi peut-être parfois la réapparition passagère d'une petite quantité d'albumine.

Réaction, densité. — La densité est à peu près normale, elle a varié en moyenne de 1010 ou 1012 à 1025-1029.

Quant à la réaction, l'urine a été trouvée généralement acide. Si l'urine était alcaline il faudrait s'assurer si cette alcalinité provient du carbonate d'ammoniaque; celui-ci étant un produit de décomposition de l'urée, les résultats obtenus par le dosage ne seraient plus justes. S'il y a de l'albumine il ne faut également doser l'urée qu'après l'avoir précipitée et filtrée.

Arrivé à la fin de ce chapitre d'urologie, bien que nous n'ayons pas l'intention de faire de la technique, nous devons dire un mot des différentes méthodes employées par les auteurs des observations. Tous les procédés ne donnent pas pour le dosage de l'urée des chiffres aussi exacts les uns que les autres, et par suite les chiffres fournis ne sont pas rigoureusement comparables. Un des moyens d'analyse le plus pratique en clinique est, croyons-nous, le dosage par l'hypobromite de soude au moyen de l'appareil Regnard, en faisant les corrections indiquées à la table (c'est celui que nous avons employé). Les résultats fournis par le procédé de M. Bouchard, de M. A. Robin sont sans doute plus exacts. Il en est de même pour les corrections qu'a faites M. Valmont qui s'est aussi servi de l'appareil Regnard (la quantité d'azote indiquée est trop élevée de trois, quatre, cinq pour cent) ; mais au lit du malade on tient à un procédé rapide et suffisamment approximatif, plutôt qu'à une précision mathématique. L'on cherche surtout à savoir quelles sont les modifications survenues dans l'excrétion journalière de l'urée pendant la maladie. Quoi qu'il en soit, il faut tenir compte dans les différentes observations du procédé mis en usage, et savoir que, avec l'appareil Regnard, le chiffre en réalité est un peu moindre que celui qui est indiqué par les tables.

Phénomènes critiques. — On vient de voir qu'il y a dans l'ictère grave une polyurie critique d'autant plus avantageuse qu'elle s'accompagne d'azoturie ; mais ce n'est pas seulement du côté de cet émonctoire qu'on voit survenir des phénomènes critiques, c'est encore du côté de l'intestin par des diarrhées profuses (10, 15 garde-robes pendant deux jours de suite, obs. I), ou bien encore du côté de la peau.

Phénomènes divers, souvent diaphorèse assez abondante ;
coexistence d'un érysipèle d'éruptions cutanées.

Parotides. — Les exemples ne sont pas rares d'observations où une parotidite a constitué le phénomène critique, et
chose digne de remarque, ce n'est pas une simple tuméfaction
mais bien souvent une vraie inflammation qui suppure. Nous
demandons à insister un peu plus sur ce point qui nous paraît
n'avoir pas attiré l'attention autant qu'il le mérite. Parmi les
observations que nous connaissons, six fois on a noté la terminaison par une parotide.

1° Baudon (obs. IV. th. Ozanam) ; guérison.
2° Monneret (Progrès, 1859, p. 62) ; mort.
3° Wunderlich (cité par Rendu) ; guérison.
4° Quinquaud (Mémoire cité) ; guérison.
5° A. Robin (obs. I) ; guérison.
6° Dreyfous (obs. inédite) ; guérison.

Nous transcrivons ici la note intéressante qui nous a été
remise au sujet de ce dernier cas par notre collègue et ami
M. F. Dreyfous.

OBSERVATION VII (inédite).

Ictère grave ; accidents nerveux et hémorrhagiques ; parotide suppurée ;
guérison.

Homme de 26 ans, boucher. Quelques habitudes alcooliques antérieures. N'a pas fait de récents excès. Depuis trois ou quatre jours,
perte d'appétit, vomissements. Entre le 25 juin avec un ictère très
marqué, de la fièvre ; un foie douloureux augmenté de volume.
Epistaxis le 26 ; rétention d'urine le 27 ; nouvelle épistaxis le 28 ;
apparition d'un œdème à la région parotidienne, subdelirium le
30 juin.

1er juillet. Acné hémorrhagique ; subdelirium. Incision du phleg-
mon suivie d'hémorrhagie.

Le 5. Gonflement du cou moindre ; le pus s'écoule. Selles colorées, diminution de l'ictère.

Le 8. Le pus s'écoule bien ; le malade est en voie de guérison. Sorti guéri.

Sur ces 6 observations 5 fois la terminaison a été favorable. Ce nombre est relativement considérable si on a égard, au nombre très restreint de cas d'ictère grave primitif que nous possédons, et il permet d'avancer que la parotide peut être considérée comme ayant une valeur pronostique favorable assez grande. Après Trousseau et Monneret, M. Rendu pense que cette inflammation peut être regardée comme un phénomène critique, il n'en cite que deux exemples. Nous avons pu en réunir un plus grand nombre, et d'après leur analyse nous pensons être autorisé à émettre :

1° Une conclusion. La parotide peut survenir dans l'ictère grave comme dans toute affection générale (fièvre typhoïde, pneumonie) ; mais sa valeur séméiologique doit être considérée plutôt comme favorable ;

2° Une hypothèse. Cette fréquence de la parotide, coïncidant presque toujours avec la guérison, ne serait-elle pas due à une élimination d'urée par la glande ? L'effort de l'organisme pour se débarrasser de ce produit, peu de jours auparavant diminué dans le sang, maintenant très augmenté au moment de la crise, ne porterait-il pas sur tous les émonctoires ? Il serait facile au moment de l'amélioration d'un ictère grave de rechercher, en s'entourant de toutes les précautions nécessaires, la présence de l'urée dans la salive, et si l'expérience donnait un résultat positif, on aurait trouvé la cause de cette parotide. Peut-être alors serait-il permis de généraliser et de rapporter à une même cause (irritation produite par le passage de l'urée) tous les autres phénomènes critiques observés du côté des téguments : la diarrhée, les sueurs, les éruptions cutanées, l'érysipèle (obs. I, obs. Grellety–Boswiel ; urticaire, obs. Hervouet) ; mais jusqu'au moment où cet examen pourra être fait, nous avouons que l'idée de rapporter tous ces accidents à une même cause ne peut avoir que la valeur d'une hypothèse.

Comme nous l'avons vu, plusieurs de ces phénomènes critiques peuvent coexister chez un même malade. Remarquons que chez le malade de l'obs. I, qui a guéri après avoir eu un érysipèle, une parotidite et de la diarrhée, il y a eu aussi de la polyurie et une excrétion plus abondante d'urée que les jours précédents ; mais la quantité d'urine et d'urée a été moindre que dans les autres exemples où nous avons vu 3 litres à 3 litres 1/2 d'urine ou même plus encore avec 40 à 50 grammes d'urée ; ici on a eu comme maximum. 2,600 à 2.700 gr. d'urine avec 32, 34 gr. 50 d'urée. Des même qu'on admet entre la peau et le rein un balancement fonctionnel, ce rapprochement n'est-il pas en faveur de l'hypothèse que la parotide et la peau auraient servi dans ce cas d'auxiliaires au rein pour l'élimination de l'urée ?

En outre, bien que nous ayons rapproché les parotides critiques de l'ictère typhoïde de celles qui surviennent dans les affections générales, nous devons ici opposer la bénignité relative des premières à la gravité presque constante des secondes et faire remarquer que la parotide serait de beaucoup moins fréquente dans la fièvre typhoïde que dans l'ictère grave, puisqu'elle n'existait que 19 fois sur 1,600 cas dans la statistique d'Hoffmann et 2 fois seulement sur 1,100 cas rapportés par Liebermeister.

La plus grande fréquence relative de la parotide dans l'ictère typhoïde, ainsi que sa bénignité ne seraient-elles pas encore en faveur d'une division à établir entre les parotides, dûes à l'état général grave (malignité des anciens) et celles dues à une irritation locale exagérée dans certains cas et survenant au moment de l'amélioration. On lira d'ailleurs avec intérêt les notes que M. Vallin a ajoutées au texte de Griesinger (p. 314 et 315, Tr. des mal. inf.), au sujet de l'explication de la parotide dans la fièvre typhoïde. Signalons simplement en passant l'opinion de Virchow, qui croit possible l'existence dans les glandes salivaires d'une matière irritante éliminée par le sang.

MARCHE, DURÉE, TERMINAISON.

Les noms d'*ictère grave*, *ictère pernicieux aigu* indiquent bien que, considérée dans son ensemble, la maladie que nous venons d'étudier a une marche aiguë ; on peut même ajouter suraiguë dans bien des cas, mais il est nécessaire d'entrer ici dans quelques détails.

On a vu par l'exposé des faits cliniques et par la description des symptômes, que l'ictère grave est bien loin de constituer une maladie régulière à marche cyclique. Il est au contraire remarquable par son irrégularité. Cependant, on peut grouper les phénomènes de façon à constituer plusieurs périodes. Quelques auteurs, ayant surtout en vue l'évolution à partir du moment où se montrent les phénomènes graves, décrivent deux périodes : l'une d'*excitation*, l'autre de *collapsus* (Ozanam, Gubler). Blachez admet cette division en faisant remarquer qu'elle subit de nombreuses exceptions et que la première peut manquer. Frerichs admet deux périodes : une de prodromes, l'autre d'état. Carville considérant au contraire l'ensemble de la maladie décrit une période d'*incubation* qui commence avec le frisson initial, observé chez presque tous ses malades (45 fois sur 47) et une d'*explosion* qui va du moment où paraît l'ictère jusqu'au moment de la mort ou de l'entrée en convalescence. Ces deux périodes sont sensiblement égales comme durée (première : 6 jours en moyenne, deuxième : 6 jours et demi). MM. Arnould et Coyne admettent les trois périodes suivantes, du moins pour l'épidémie de Lille : 1° prodomes ; 2° ictère ; 3° Accidents nerveux. Cette division qui a l'avantage de préciser plus que les précédentes a l'inconvénient de caractériser une période par un symptôme ; or, cette régularité des phénomènes pathologiques est loin d'être toujours observée. L'ictère, en effet, peut paraître sans prodromes, être immédiatement accompagné d'accidents nerveux, d'hémorrhagies ; de plus, lorsqu'il est précédé de frissons, courbature, céphalalgie intense, insomnie, on ne peut faire rentrer ceux-ci dans les prodromes aussi proposerons-nous pour l'ictère grave primitif une division en trois périodes, fondée sur les analogies qu'il présente avec les fièvres générales : *invasion, état, déclin.*

I. — La première, que l'on peut appeler période de *début* est souvent précédée de *prodromes* et souvent aussi en est dépourvue.

Quand la maladie s'annonce par un *frisson* ou par une lassitude immédiate et générale qui oblige à garder le lit, l'invasion est brusque et généralement sans prodromes. Nous n'avons pas besoin de revenir ici sur les modes de début déjà étudiés autre part.

II. *Période d'état,* annoncée par l'apparition de l'ictère, qui augmente progressivement et caractérisée surtout par les phénomènes nerveux et hémorrhagiques ; aujourd'hui, on peut en outre ajouter et par les troubles survenus dans l'uropoïèse (urines ordinairement diminuées, pauvres en urée, contenant du pigment biliaire, des matières extractives et souvent de l'albumine). L'examen physique du foie peut faire constater des changements considérables dans ses dimensions.

A cette période le pouls et la température qui, en général, sont augmentés à la période précédente (80, 85, à Gaillon), subissent une défervescence, mais le pouls est remarquable par son irrégularité pouvant plusieurs fois dans la même journée offrir des caractères différents. Le pouls peut être très lent (45-50), mais en général il est plus accéléré que dans l'ictère ordinaire, peut passer de 60, 80, à 120, 130.

III. *Déclin.* — Les phénomènes nerveux, délire, agitation ou coma impriment une mauvaise tournure à la maladie ; le pouls devient très rapide, filiforme, intermittent, tantôt la température remonte rapidement et sans rémission pendant un jour ou deux, tantôt au contraire, elle est très abaissée. La respiration s'accélère, est entrecoupée par le hoquet, ou au contraire diminuée de fréquence, bruyante, stertoreuse, pénible. Les urines sont rares, pauvres en urée, se suppriment presque tout à fait. Le malade meurt le plus souvent dans un coma croissant, quelquefois après avoir offert du délire et des convulsions.

Cette terminaison fatale est loin d'être la règle absolue : Trousseau pensait que les guérisons observées par Carville étaient trop nombreuses et tellement en contradiction avec les notions de la pathologie générale, qu'on pouvait croire qu'il y eut dans ces faits des données méconnues par l'observation. Mais à cet égard, aujourd'hui, l'opinion commence à changer ; dans l'article du Dictionnaire encyclopédique, l'auteur s'efforce de montrer la similitude qui existe entre les cas terminés par la guérison et ceux dont l'issue a été fatale, et il conclut que l'ictère grave est susceptible de guérir ; mais il est vrai, dans de très rares occasions Rendu, loc. cit.). Nous pensons avoir contribué à établir cette vérité, déjà en partie acquise, que l'ictère pseudo-grave n'est autre chose que l'ictère grave qui guérit et non une maladie à part.

Quand la guérison doit survenir, elle est annoncée en général par divers phénomènes critiques (principalement polyurie et azoturie). L'amélioration est très rapide, le sommeil revient la céphalalgie et la prostation disparaissent. Après quelques jours le malade, encore faible, demande à manger ; on peut considérer la maladie comme terminée ; il entre en convalescence, une légère exacerbation de la température, une augmentation de la quantité d'urée et parfois la réapparition d'une petite quantité d'albumine, peuvent se montrer à la suite de l'ingestion des premiers aliments.

Convalescence. — Longue ; diminution progressive de l'ictère, retour lent des forces, la température est à peu près normale (V. tracé de l'obs. V), le pouls demeure impressionnable à la moindre cause, ce qui s'explique par l'état de faiblesse du malade, pour quelque temps encore nerveux et anémique. La convalescence marche régulièrement, elle est en général exempte de toute complication.

Durée. — Est-il possible d'assigner une durée exacte à chacune des périodes de la maladie ? Cela est très difficile surtout pour la première. Dans les cas où l'invasion est brusque, analogue à celle des fièvres graves ; elle dure 2 ou 3 jours, rarement 4 ou 5. Il n'est guère possible de lui assigner des limites précises quand le début est insidieux ou progressif.

La période d'état commence avec l'ictère, elle a pu être annoncée quelquefois par un frisson secondaire (Carville) ; elle dure 5 à 7 jours.

La période de déclin se continue sans ligne de démarcation avec la précédente, dont elle ne se distingue que par l'aggravation des symptômes, dure 2, 3, 4 jours. Quand la crise favorable doit se montrer, elle peut être très-rapide (12 à 15 heures) ; dans un plus grand nombre de cas, elle se fait en 2 ou 3 jours.

La *convalescence* est longue. Les malades des obs. I, II, III, V, sont restés plus d'un mois à l'hôpital après la maladie aigue terminée, avant qu'il fût possible de les considérer comme définitivement guéris. Dans l'épidémie de Lille, les soldats obtenaient un congé de convalescence, on ne peut donc utiliser ces cas; mais Carville, par le fait même des conditions où il était placé, a pu fournir le tableau suivant, très instructif au point de vue de la durée totale de l'affection.

Moyenne de la période d'incubation...................... 6 jours.
    —   —   d'explosion. 6   — 1/2
    —   —   de convalescence (1)............... 38   —
    —   —   de séjour à l'infirmerie............. 50   —
    —   —   d'exemption de travail après la sortie. 30   —

C'est-à-dire qu'il y a 12 jours de maladie et 68 de convalescence, chez des hommes à qui l'on fait reprendre le travail dès que le médecin reconnaît qu'ils en sont capables.

La durée des accidents aigus est de 12 à 13 jours à Gaillon; seulement de 6 à 7 jours à Lille (4 cas mortels sur 10 observés), Monneret, Ozanam, Blachez ayant observé des cas sporadiques donnent comme moyenne 7 à 15 jours. D'après nos observations et les cas publiés depuis leurs travaux, ce sont aussi les chiffres qui nous paraissent devoir être adoptés. (V. Pronostic.)

Il faudrait peut-être réserver une place à part aux ictères graves qui se déclarent après une émotion morale grave (Morgagni) ou après un traumatisme. Ceux-ci tiendraient la première place parmi ceux qui ont une marche presque foudroyante ; nous devons cependant faire remarquer si les influences morales constituent des causes prédisposantes de l'ictère grave, nous n'en connaissons plus d'exemple où elles aient été la cause nettement déterminante depuis Morgagni et les anciens auteurs ; il faut donc faire quelques réserves à ce sujet. W. Legg déclare même qu'il est porté à se prononcer négativement.

---

(1) Moyenne ainsi obtenue : cas graves, 49; cas moyens, 39; cas légers, 27.

En résumé, sauf les cas à marche très-rapide, l'ictère grave primitif peut être considéré comme évoluant en tant que maladie grave en 12 ou 15 jours ; c'est vers cette époque que survient, soit la mort au milieu d'hémorrhagies, de phénomènes nerveux le plus souvent adynamiques, soit une crise salutaire à laquelle succède une longue période de convalescence et de réparation qui dure en moyenne de 40 à 60 jours.

Nous avons adressé aux divisions qui ont été proposées avant la nôtre, les principales objections dont elles nous ont paru passibles : Nous ne prétendons pas que tous les cas absolument puissent rentrer dans le cadre que nous venons de tracer, mais avec les restrictions que nous avons faites, cette manière d'envisager l'évolution de la maladie nous paraît être celle qui, dans l'espèce et dans l'état actuel de nos connaissances, répond le mieux non seulement aux données de la pathologie générale , mais encore aux résultats de la clinique.

PRONOSTIC. — Il découle de ce que nous venons de dire ; considéré d'abord comme presque nécessairement fatal — *fatal jaundice*, — il perd ensuite progressivement une partie de sa gravité à mesure que les faits sont mieux connus et qu'il devient possible de séparer l'ictère grave primitif proprement dit, des ictères graves secondaires ou de l'ictère simple aggravé. Les faits sporadiques d'ictère typhoïde sont extrêmement rares, et nous devons prendre les épidémies pour base de la statistique de la mortalité ; celle de Gaillon donne la proportion de 1 mort sur 4 (11 sur 47). Celle de Lille 4 guérisons sur 8, et si, comme nous le croyons avec les auteurs, ou doit considérer les deux cas ébauchés qui ont marqué la fin de l'épidémie comme des cas très atténués d'ictère grave, 6 guérisons sur 10.

L'épidémie d'ictère compliqué de purpura observé à Civita-Vecchia fut-elle une épidémie grave? Nous devons être réservé sur ce point. Disons seulement qu'il y eut 4 morts sur 47 cas, proportion qui serait encore plus favorable que la précédente. Il y a une épidémie d'ictère qui est restée célèbre dans l'histoire de la littérature médicale, celle d'Essen observée par Brunning. Elle atteignait surtout les enfants et fut très meurtrière, mais nous ne pensons pas qu'on puisse considérer cette épidémie d'ictère comme de l'ictère typhoïde ; nous en dirons quelques mots plus loin.

Dans les deux épidémies de Saint-Cloud et de la caserne de Lourcine, il est permis de croire que l'on n'avait pas affaire à de l'ictère grave (1).

Telle est la proportion des décès dans les épidémies les mieux étudiées. Quelle est la proportion de la mortalité dans les cas sporadiques ? Nous ne pouvons donner que des chiffres approximatifs. Blachez donnait 5 guérisons sur les 40 cas qu'il avait relevés, c'est-à-dire 1 sur 8. Or cette statistique contient des cas bien dissemblables, celui par exemple de la femme chez laquelle un ictère prend une allure rapidement fatale après 7 mois d'un ictère prolongé.

Nous pensons que le chiffre des guérisons est plus considérable. Prenons pour exemple les cas relevés dans les travaux français dans ces dernières années. M. Brouardel rapporte dans son ouvrage 4 guérisons (Hirtz, Brouardel, Bouchard, Hervouet). Dans la thèse de Dupau, deux observations nouvelles (Dupau (?) Routier) : 1 mort (?) 1 guérison. (Le cas terminé par la mort doit même être regardé comme douteux, car l'ictère survint après un traumatisme et l'autopsie ne put être faite.) Quinquaud, 4 cas (nous en retranchons un, qui est manifestement un ictère simple ayant frappé un vieil alcoolique), 1 guérison, 3 morts. M. Grellety-Boswiel 3 guérisons ; dans les six observations inédites que nous rapportons, il y a 4 guérisons

---

(1) Worms. Recueil de médecine mil., juillet 1865. — Laveran. Ibid. janv. 1866. — Arnould et Coyne. Mém. cité, in Gaz. méd., Paris, 1878.

et deux morts ; et encore une de ces dernières est-elle imputable à un de ces cas mixtes où, comme nous l'avons dit, la lésion antérieure peut être presque autant incriminée que l'affection intercurrente. Parmi les autres cas que nous connaissons, citons les 2 observations de M Hérard : dans la 1re, mort le 6e jour ; dans la 2e, mort le 8e jour ; le cas de M. Ory et Déjérine, qui fut mortel (fille syphilitique, mais pas de syphilis du foie), et un cas tout à fait analogue rapporté dans la thèse de M. Lacombe ; puis deux autres cas également mortels rapportés l'un dans la thèse de M. Belime (Th. Paris 1871), l'autre dans le traité d'anatomie pathologique de M. Laboulbène (1879).

Enfin disons pour terminer que notre excellent maître M. le professeur Potain (com. orale), dans sa longue pratique civile et hospitalière, n'a observé qu'un seul cas d'ictère grave primitif chez un malade qu'il voyait avec Axenfeld ; le malade a guéri. M. le professeur Laboulbène a été également témoin d'un cas d'ictère grave hémorrhagique terminé par la guérison (comm. orale).

Il ne nous est pas possible de donner encore un chiffre de la léthalité dans l'ictère grave, mais par la statistique citée plus haut, bien qu'elle ne soit pas complète, il est facile de voir que même dans les cas sporadiques la guérison est bien plus fréquente qu'on ne semblait autorisé à le croire. L'ictère typhoïde, considéré à ce point de vue, ne serait pas beaucoup plus dangereux qu'une quelconque des autres affections générales que nous observons plus fréquemment, la fièvre typhoïde, par exemple, et le serait beaucoup moins que le choléra. Si le résultat auquel nous arrivons diffère sensiblement de ce qui était admis jusqu'à maintenant, c'est, nous le répétons, que l'on a réuni des cas bien différents sous le terme générique d'ictère grave, et que le pronostic des ictères graves secondaires est presque toujours fatal, comme nous le verrons dans une autre partie de ce travail.

Nous venons de voir quel est le pronostic d'une manière générale ; mais y a-t-il quelques symptômes, quelques circonstances qui, dans chaque cas particulier, puissent permettre au médecin de savoir à l'avance quelle sera l'évolution de la maladie ? Pour les cas sporadiques, nous avons dit combien il fallait faire attention à l'examen quotidien des urines (quantité et constitution chimique) surtout, et aux autres phémènes désignés sous le nom de phénomènes critiques. La température et le pouls donneront aussi de précieux renseignements. Que la température soit tombée assez brusquement entre 36 et 37° (obs. IV) et qu'elle oscille entre ces deux chiffres, ou, qu'elle ait subi une augmentation rapide, si le pouls est rapide, inégal, irrégulier, le pronostic s'aggrave.

Quand il affecte la forme épidémique, l'ictère typhoïde a été beaucoup plus grave au début qu'il ne l'a été un peu plus tard. C'est là une particularité que l'on rencontre dans toutes les maladies épidémiques. Ainsi à Gaillon :

Du 1er mai au 1er juillet, il y a eu 30 malades et 7 décès.
Du 1er juillet au 1er août, 8 — 1 —
Août et septembre ensemble, 5 — 0 —
Octobre. 4 — 3 —

Sauf cette recrudescence finale, on voit combien la gravité avait diminué progressivement ; un instant on put croire à un retour offensif, heureusement il n'en fut rien. De même à Lille, les malades des premiers jours sont bien plus éprouvés que ceux des derniers. Ils se partagent ainsi : 3 premiers malades entrés, 3 morts ; 2 entrent ensuite et guérissent ; puis trois autres malades arrivent encore, 1 mort. Cela semble marquer la fin, mais on voit un peu plus tard encore deux cas légers qui se terminent par la guérison. Cette particularité mérite l'attention, car il rapproche l'ictère grave par un côté de plus aux maladies infectieuses et épidémiques.

DIAGNOSTIC.

On peut dire qu'il est très facile ou très difficile suivant le moment et suivant les conditions où l'on voit le malade. Au début, dans les cas sporadiques, l'erreur est presque toujours commise. Avant l'apparition de l'ictère, on hésite entre un embarras gastrique simple ou à forme dépressive, une fièvre typhoïde; etc.. et, il est de fait que nous ne pouvons donner aucun moyen certain de reconnaître dès cette période, la maladie qui va évoluer. On a bien dit que dans la fièvre typhoïde, il n'y avait pas de constipation mais plutôt de la diarrhée, qu'il n'y avait point cette douleur à l'épigastre avec tension dans la région de l'hypochondre droit ; mais malheureusement ces phénomènes ne sont pas constants dans l ictère grave primitif, il faut cependant leur accorder quelque valeur, et surtout se tenir en défiance quand ces symptômes coïncident avec une courbature extrême rapide et violente, comme nous l'avons signalé dans quelques cas, capable de forcer à s'aliter un individu quelques heures auparavant en bonne santé et occupé à ses affaires.

Dans les épidémies on a remarqué que le début et la marche des accidents ultérieurs se reproduisent, pour un même foyer, avec une grande ressemblance, s'ils n'offrent pas dans tous les cas un aspect absolument identique. Aussi, en temps d'épidémie, on reconnaît, en général, dès le début les nouveaux cas qui se produisent. Ce fait est tout aussi remarquable et peut tout aussi bien être constaté dans les épidémies circonscrites (famille) que dans celles plus étendues (navire, caserne). L'erreur qui est commise à la première fois ne se reproduit plus.

A la période d'ictère, si on peut parfois conserver quelques doutes quand il n'y a encore qu'une suffusion ictérique, du moins, quand les phénomènes nerveux se montrent, quand les hémorrhagies se font jour, il y a peu d'affections qui puissent être confondues avec l'ictère typhoïde. Cette prostration extrême, d'où les excitations tirent à peine le malade, qui cependant conserve assez d'intelligence pour répondre aux question, l'état du pouls et de la température coïncidant avec la coloration jaune des téguments, tachetées çà et là de pétéchies et d'ecchymoses, l'apparition rapide de tous ces phénomènes, et même l'état moral du sujet qui se croit voué à une fin inéluctablement fatale, constituent un tableau clinique, qui se reconnait bien vite et qui ne s'oublie plus une fois qu'on en a été témoin.

Monneret a signalé une expression particulière du visage, le *facies erecta.*

Il est des conditions sur lesquelles il importe d'être bien renseigné si l'on est appelé pour la première fois auprès d'un malade qui présente les symptômes précédents. Ce sont les conditions antérieures. A.-t-on affaire à un alcoolique, à un sujet jaune depuis très-longtemps, ou même depuis quelque temps (3, 4, 5 et 6 semaines) ? A-t-il eu plusieurs fois des coliques hépatiques ou des symptômes pouvant faire craindre une lithiase biliaire? Enfin il faut, si on a affaire à une femme s'assurer si elle est enceinte, et savoir dans ce cas à quelle période remonte la grossesse, car c'est au moyen de toutes ces notions que l'on pourra connaître si on est en présence d'un ictère grave secondaire, cette notion est importante au point de vue du pronostic, Il est presque superflu d'annoncer que la notion de fréquence d'ictères simples au moment où l'on observe, dans la ville ou à l'hôpital devra être prise en sérieuse considération. Dans quelques cas d'ictère désigné sous le nom de pseudo-grave, on pourrait être tenté de se demander si on n'a pas eu affaire à une congestion hépatique intense, mais cette idée ne vient que quand le malade a guéri et parce qu'il a guéri. L'aspect clinique est croyons-nous trop différent pour que nous ayons besoin d'établir un diagnostic différentiel, même dans les cas où les phénomènes qui accompagnent la congestion sont très-marqués. Au début, l'ictère grave s'accompagne parfois, comme on le sait d'hypérémie, peut-être alors pourrait-on se demander, si on n'aura affaire qu'à de la congestion hépatique, mais l'hésitation ne dure pas longtemps.

Il est quelques affections qui doivent être différenciées de l'ictère grave, surtout quand on est appelé avant que la maladie ait pris les caractères pathognomoniques que nous venons de réunir plus haut :

1° *L'empoisonnement par le phosphore* — On se défend difficilement d'y songer, quand on a affaire à un cas sporadique avec vomissement bilieux, prédominance des phénomènes gastriques et surtout quand, à un plus ou moins grand intervalle, on voit plusieurs individus vivant sous un même toit offrir la répétition de symptômes analogues. On a dit (Cf. pag. 154 et suivantes et Dictionnaire encyclopédique) que l'ictère grave étant un syndrome, il ne fallait pas songer à établir un diagnostic différentiel ; ce n'est point là une opinion que nous puissions partager. Si l'empoisonnement par le phosphore, touche par bien des points à l'ictère typhoïde, il ne faut pas renoncer cependant à les différencier, et nous attachons une grande importance aux nuances qui les séparent. L'odeur alliacée de l'haleine, la sensation de chaleur à la gorge, les vomissements répétés, l'aspect de la langue, le volume du foie doivent éveiller l'attention. Les vomissements dans les cas de doute devront être recueillis pour être analysés avec soin : quelquefois spontanément les malades ont remarqué la phosphorescence, et en font part au médecin, c'est là un signe qu'il est bon de rechercher et souvent même on pourra encore obtenir la production de ce phénomène, quand les vomissements auront disparu, en frottant l'endroit souillé par les déjections. Ce sont les symptômes qui pour nous offrent le plus d'importance mais dans la marche même : dans la lenteur que mettent les accidents à évoluer, dans la persistance des phénomènes gastriques, dans l'amaigrissement du malade, dans la terminaison de la maladie, qui est moins souvent mortelle, il y a des différences qui nous paraissent de nature à permettre de poser le diagnostic.

On avait dit que l'examen des urines pouvait fournir des caractères différentiels, mais la leucine et la tyrosine se rencontrent dans l'ictère phosphoré aigu, comme dans l'ictère typhoïde ; d'ailleurs on sait que la présence de ces matières ne constitue pas un caractère pathognomonique. Dans les cas où l'on aura affaire à une tentative de suicide, on obtiendra facilement les aveux du malade. Dans les autres circonstances M. Laboulbène (leçons publiées par la France méd. nos 8, 9, 1879) a indiqué quelle conduite doit tenir le médecin pour assurer son diagnostic.

2o La *pyohémie*. — La teinte jaune n'est pas semblable à celle de l'ictère grave ; les accidents surviennent après une opération, un traumatisme ; la dyspnée est plus fréquente, et l'auscultation permet parfois de reconnaître quelques modifications survenues du côté de la plèvre ou du poumon ; presque jamais il n'y a d'hémorrhagies ; la douleur dans la région du foie est plus vive que dans l'ictère typhoïde. On observe en outre assez souvent des frissons répétés. La marche de la température ne ressemble pas à celle de l'ictère typhoïde. S'il n'y avait des observations où l'ictère grave est survenu assez rapidement, après un traumatisme, on comprendrait difficilement que l'erreur puisse être commise ; mais il est certain que dans quelques cas, l'esprit peut rester hésitant.

M. Arnozan a récemment communiqué à la Société clinique l'observation d'une femme morte de pyohémie dans le service de M. Hallopeau et pour laquelle un instant on aurait pu se

demander si on n'avait pas affaire à un ictère grave ; mais la
lecture de ce cas complexe (érysipèle chez une femme enceinte. Ictère, avortement, mort, France méd. n° 30, 1879),
servira à montrer les différences nombreuses qui séparaient
les deux affections.

3° *L'endocardite ulcéreuse*, maladie à forme typhoïde
s'accompagne souvent d'ictère, de taches ecchymotiques à la
peau et survient dans les circonstances qui donnent naissance
à l'ictère grave, le diagnostic peut donc paraitre difficile (voir
sur ce sujet les récentes leçons faites par notre savant maître
M. le professeur G. Sée, à l'Hôtel-Dieu, in Gaz. méd. de Paris,
n°ˢ 30-34, 1879), cependant on pourra avoir égard aux signes
suivants. L'auscultation permet d'entendre un bruit de souffle souvent diastolique variable, comme siége et qui ne peut
être localisé d'une façon précise. L'élévation de la température, qui monte rapidement à 39.5, 40 et 41, l'état du pouls
peuvent aussi donner quelques renseignements, mais surtout
« s'il survient une paralysie subite sous forme d'une hémiplé-
gie d'une amaurose on aura les plus fortes présomptions de
croire à une endocardite ulcéreuse. »

Le typhus fever compliqué d'ictère. Murchison pense que
très-rarement le typhus fever s' accompagne d'ictère et il
ajoute : « il est probable que Frerichs a été trompé par la fréquence avec laquelle les épidémies de typhus et de fièvre à
rechute ont régné ensemble et par ce fait que dans la plupart
des cas, cette dernière maladie a été considérée comme une
variété de la première. » Il est certain que si chez un sujet le
typhus se complique d'ictère, l'erreur peut être très facile,
impossible même à éviter si on s'en tient aux seuls symptômes. Il faut tenir compte du milieu et des conditions épidémiques de la maladie observée.

Fièvre typhoïde compliquée d'ictère. — Les cas sont
assez rares où l'on voit la fièvre typhoïde se compliquer

d'un ictère, Frerichs n'en signale que 2 cas, Griesinger dit qu'il ne l'a observé que 10 fois sur 600 cas de fièvre typhoïde ; Murchison en signale 4 dont 3 mortels ; mais l'ictère est quelquefois léger, fugace, tient à un ictère catarrhal, et sur les 10 cas de Griesinger il n'y en a réellement que deux (p. 340-341) qui aient pu être confondus avec l'ictère grave. On peut d'ailleurs, comme nous l'avons dit, voir une hépatite parenchymateuse compliquer une fièvre typhoïde ; alors le malade meurt avec des phénomènes d'ictère grave, mais ce n'est qu'exceptionnellement que la perturbation nutritive des cellules du foie constante dans toute affection fébrile générale et qui constitue le premier degré de la lésion appelée hépatite parenchymateuse, évolue entièrement et arrive à l'atrophie jaune du foie. Dietl, Frerichs, Chédevergne en ont cité des cas et, nous avons pu nous-même examiner, grâce à l'obligeance de notre collègue M. Sabourin, les pièces pathologiques d'un typhique mort dans ces conditions à l'hôpital Lariboisière, (service de M. le professeur Jaccoud) ; l'observation sera ultérieurement publiée avec un exemple de la même lésion survenue chez un pneumonique.

Dans les deux cas cités par Griesinger et dans le seul des cas de Murchison qui se soit terminé par la guérison, l'ictère était survenu pendant une « rechute véritable, certaine et grave » de fièvre typhoïde. L'existence de la maladie antérieure permettait en dehors de toute autre circonstance de faire le diagnostic. Il n'en est plus de même et les difficultés peuvent paraître insurmontables si l'ictère survient dans une fièvre typhoïde ordinaire, ainsi que cela eut lieu dans une remarquable observation qui nous a été très libéralement communiquée par M. le professeur Laboulbène. Dans ce cas, le diagnostic était très difficile ; un grand nombre de ceux qui voient le malade pensent à un ictère grave, cependant la maladie suit son cours au milieu de péripéties diverses, la température et le pouls profondément modifiés par cette complication, puis les accidents diminuent, l'ictère s'efface et le malade est considéré comme guéri. Mais à ce moment survient une rechute et cette fois comme il n'y a plus d'ictère (1), la température est typique (voir le tracé, nous l'avons divisé en deux parties pour faire bien ressortir cette différence; la température rectale a été prise quelque temps encore après le jour où nous faisons finir le tracé, mais à partir de ce moment elle est normale et n'offre pas de particularités). Durant l'évolution de cette deuxième maladie, il n'était plus permis de douter qu'on avait eu affaire la première fois à une fièvre typhoïde, l'opinion de tous ceux qui vinrent voir le malade fut alors unanime ; on ne pouvait guère, en effet, soutenir l'idée d'une fièvre typhoïde survenant dans la convalescence d'un ictère grave. D'après l'habitus général du malade d'après l intensité de la jaunisse et d'après l'examen des urines, M. le professeur Laboulbène et notre excellent collègue et ami M. le Dr Davaine, qui ont suivi le malade depuis le moment où il fut reçu à la consultation jusqu'au moment où il est sorti guéri, avaient retiré l'impression que l'on était très probablement en présence d'une fièvre typhoïde compliquée d'ictère ; la marche des événements devait leur donner raison. Nous reproduisons ici *in extenso* cette observation malgré sa longueur. Elle offre en effet, non seulement l'intérêt d'un cas très rare et bien observé, mais elle permet en outre d'étudier quelles sont les modifications qu'impriment à une courbe thermographique connue, le passage dans le sang des éléments de la bile et aussi le ralentissement qu'il entraîne dans les mouvements du cœur. En lisant attentivement cette observation on voit qu'il n'y avait, à part l'impression d'ensemble que reçoit le clinicien et qui permit aux principaux observa-

---

(1) Nous croyons pouvoir dire qu'il n'y a plus d'ictère, bien que les téguments conservent encore une légère teinte ictérique stationnaire; c'est un reste de pigmentation de la période précédente, dans laquelle l'ictère a été très foncé.

teurs de pressentir la fièvre typhoïde, qu'un seul moyen de savoir si on avait affaire à l'ictère grave : l'examen des urines. Guidé par les récentes théories de Murchison et le mémoire de M. Brouardel ainsi qu'il l'indique dans les commentaires qui suivent l'observation, M. Davaine a recherché la quantité d'urée éliminée en 24 heures ; malheureusement ces dosages n'ont pu être faits dès l'entrée du malade, les premiers chiffres fournis sont du moment où se manifestait déjà la polyurie classique de la convalescence des fièvres graves. En effet, si on se rapporte à ce que nous avons dit dans le chapitre consacré à l'urologie, on voit que dans l'ictère grave il est possible de distinguer 3 périodes : 1° Augmentation probable de l'urée au début ; 2° Diminution à la période d'état qui va jusqu'à la disparition presque complète, quand le malade doit mourir ; 3° nouvelle augmentation notable dans les cas de guérison. Ici il est probable qu'il y avait un certain degré de congestion du foie auquel même était dû l'ictère, car dans la polyurie classique qui suit la fièvre typhoïde, la quantité d'urée diminue légèrement au moment de la convalescence (1). (Voir, A. Robin). (Th. inaug.)

OBSERVATION VIII (recueillie par M. Davaine, interne du service).

Fièvre typhoïde à rechute ; complication d'ictère foncé ; guérison.

P... (A.), âgé de 33 ans, employé de commerce, reçu le 10 février 1877, dans le service de M. Laboulbène, à l'hôpital de la Charité présente les symptômes d'une fièvre typhoïde à la première période.

Il a dû s'aliter le 6 février. Une céphalalgie vive, lancinante, un grand abattement, des éblouissements et du vertige l'empêchant de s'asseoir sur son lit, des épistaxis répétées mais peu abondantes, une perte complète de l'appétit, une soif ardente, des garde-robes assez rares mais semi-liquides, enfin un sommeil très-agité par des rêves, tels sont les troubles qui se sont montrés depuis quatre jours.

Antérieurement à sa maladie actuelle, il n'y a rien à relever dans les antécédents de cet homme. Il n'a pas eu la fièvre typhoïde.

Le jour de l'entrée, la figure est pâle, le regard fixe, l'intelligence obtuse et les réponses manquent de netteté ; la faiblesse est telle que le malade ne peut s'asseoir seul sur son lit, bien qu'il n'éprouve aucune douleur, ni dans les lombes, ni dans les membres,

La peau est sèche, cependant la température n'est pas très-élevée ; un thermomètre placé dans l'aisselle marque 38°2.

Les lèvres et la langue sont sèches, tremblantes; le ventre est médiocrement ballonné, sonore à la percussion, douloureux à la pression surtout au niveau de la fosse iliaque droite. En ce point on détermine du gargouillement. Le foie déborde à peine d'un travers de doigt le rebord des fausses côtes.

La rate n'est pas hypertrophiée d'une manière sensible.

Les bruits du cœur sont faibles; le pouls petit, régulier, égale 136.

Il n'y a pas d'oppression ; on compte 26 respirations par minute ; toux rare, sans expectoration ; murmure respiratoire normal.

L'urine ambrée, limpide, faiblement acide, ne renferme ni albumine, ni sucre.

Traitement : Limonade purgative.

Le surlendemain, 12 février, septième jour de la maladie, survient une coloration ictérique très-accusée de tous les téguments, de la conjonctive et de la muqueuse buccale.

Le 13 février, la coloration de la peau est d'un jaune orange ; le tronc et la racine des membres sont recouverts d'une éruption érythémateuse. Ce sont de petites taches bien arrondies, présentant de quelques millimètres à 1 centimètre de diamètre. Elles sont légèrement saillantes et disparaissent momentanément sous la pression du doigt. Leur limbe est d'un rouge auquel l'ictère donne une teinte cuivrée, leur centre est pâle. Les unes sont isolées, d'autres sont réunies sous forme de plaques à bords festonnés. Cette éruption s'accompagne d'un léger prurit. La peau est halitueuse.

La figure est calme et respire même une sorte de contentement contrastant avec l'inquiétude qu'expriment les réponses.

Des vomissements se sont montrés en même temps que l'ictère. Ils sont d'une coloration jaunâtre et semblent uniquement composés des liquides, tisane et potion diacodée qu'ingère le malade.

La céphalalgie a disparu ; les autres troubles nerveux persistent et sont même plus accusés. La nuit le malade a du délire, et il faut une surveillance active pour l'empêcher de se lever. Pendant le jour il se montre très-abattu et reste immobile dans le décubitus dorsal. Il accuse de lui-même de la surdité et des bourdonnements d'ouïe. Les pupilles sont égales, bien contractiles.

Epistaxis peu abondante ce matin.

Les lèvres sont sèches, la langue est tremblante, cornée, fissurée sur ses bords et vers sa pointe. Les incisives inférieures sont couvertes de fuliginosités. Les gencives ont leur aspect normal, elles ne sont pas saignantes.

Le ventre est toujours un peu saillant, douloureux à la pression au niveau des fosses iliaques, surtout à droite où l'on détermine du gargouillement.

Le foie déborde de deux travers de doigt le rebord des fausses côtes; il est très-sensible à la pression, notamment dans la région de la vésicule biliaire. La limite supérieure de la matité hépatique répond à la cinquième côte.

La rate n'est pas sensiblement augmentée de volume.

Les selles sont rares et doivent être provoquées par un lavement quotidien. Les matières sont fortement colorées par la bile.

L'urine, foncée, présente les réactions caractéristiques du pigment biliaire.

Les bruits du cœur sont assez faibles et présentent des intermittences fréquentes. Le pouls a les mêmes caractères : il est petit, dépressible, inégal, intermittent. L'intermittence se présente toutes les trois ou quatre pulsations. Le pouls est à 92.

Il existe une toux assez fréquente sans expectoration. L'examen de la poitrine ne fournit rien, si ce n'est une diminution générale du murmure vésiculaire. La sonorité thoracique est uniformément conservée. Il y a 36 respirations par minute.

Chose remarquable, depuis le jour de l'entrée, la température est restée peu élevée, ainsi qu'on peut s'en assurer par l'examen de la courbe.

Le thermomètre, placé dans l'aisselle, marque 37°8. La température était la même les jours précédents. A peine se produit-il le soir une ascension de quelques dixièmes de degré.

200 grammes de vin de quinquina ; un lavement chaque jour.

Du 13 au 25 février, l'état typhoïde se modifie peu. On voit persister la prostration, la stupeur; la fixité du regard, l'obtusion de l'intelligence; le sommeil reste troublé par des cauchemars; plusieurs fois il s'est manifesté la nuit un délire léger et passager. La dysécée augmente, on constate un amaigrissement lent mais progressif.

La langue reste sèche, couverte d'un enduit brunâtre, fendillée sur ses bords et à sa pointe.

Les vomissements, qui s'étaient montrés en même temps que l'ictère, persistent jusqu'au 17 sans changer de caractère, provoqués par l'ingestion des moindres quantités de liquide. Ce n'est qu'à partir du 17 que l'on peut faire tolérer quelques cuillerées de bouillon et de vin de Bagnols.

Les garde-robes sont toujours peu abondantes, obtenues à l'aide de lavements. Une diarrhée assez copieuse s'est pourtant montrée dans la nuit du 14 au 15. Les matières fécales sont fortement colorées par la bile.

Le météorisme, peu marqué au début, augmente sensiblement. Le 23, l'épigastre est très-tendu, et le malade a des éructations continuelles. La sensibilité et le gargouillement persistent dans la fosse iliaque droite. Pas d'augmentation sensible du volume de la rate.

La matité hépatique, au contraire, n'a cessé de s'accroître, sans prendre cependant de grandes proportions. Sur la ligne du mamelon elle s'étend du bord inférieur de la quatrième côte, à un travers de doigt au-dessous du rebord costal ; la portion qui déborde est très-sensible à la pression, surtout au niveau de la vésicule biliaire.

Les téguments conservent une coloration d'un jaune foncé ; toutefois, à partir du 22, on note une légère diminution de l'ictère. Il existe de vives démangeaisons. Pendant plusieurs jours les conjonctives ont été très-injectées et les joues ont présenté une forte congestion parfaitement appréciable malgré l'ictère. Une seconde éruption congestive analogue à la première, mais moins étendue, limitée aux membres inférieurs, s'est montrée le 19 et, comme la première, s'est effacée après quelques jours de durée, ne laissant qu'une légère desquamation furfuracée. Les recherches les plus attentives n'ont fait découvrir aucune tache lenticulaire. Le 22 on observa une petite ecchymose sur la paupière supérieure gauche ; le lendemain elle avait disparu sans laisser aucune trace. Il ne s'en montra pas d'autre.

Les épistaxis se renouvellent presque quotidiennement mais restent insignifiantes, le malade ne perdant chaque fois que quelques gouttes de sang.

Il ne survient aucune complication du côté des organes intra-thoraciques.

Le pouls qui a présenté progressivement le 19 une certaine inégalité et des intermittences ne cesse d'être, à partir du 14, égal, régulier, ample et fort. La fréquence oscille, à quelques exceptions près, entre les limites de 70 et de 90 pulsations par minute. On note en général le soir 10 à 20 pulsations de plus que le matin.

Le chiffre des respirations ne dépasse que rarement 24 par minute.

Les indications thermométriques continuent d'être en désaccord avec les symptômes d'un état typhoïde grave. Du 14 au 25 la température moyenne reste inférieure à 37°,2 (V. la courbe). Le soir, il y a une faible ascension de quelques dixièmes de degré, encore manque-t-elle souvent. Pendant toute cette période la température axillaire la plus élevée est 37°,6.

L'urine, d'abord rendue en quantité normale, devient de plus en plus abondante. Le 18, la quantité d'urine rendue dans les 24 heures est de 2,500 gr.

Le 19, elle est de 2,700 gr.

Le 21, — 3,000 gr.

Le 22, — 3,500 gr.

Le 24, — 3,600 gr.

Le 25, — 3,900 gr.

En même temps les caractères physiques se modifient. Elle était devenue couleur acajou, puis brune à reflets verdâtres, trouble, épaisse ; elle reprend, à mesure que la sécrétion s'exagère, ses qualités normales ; elle redevient citrine et limpide.

La réaction caractéristique du pigment biliaire, si nette dans les premiers jours, est de moins en moins sensible. Pendant quelques jours l'urine présente par la chaleur et l'acide un faible nuage d'albumine. On n'y trouve pas de sucre.

Il était intéressant de rechercher la quantité d'urée rendue quotidiennement par le malade.

Le 18 elle était de 38 gr. 615 : 15 gr. 446 par litre.

Le 19 — 35 gr. 815 : 13 gr. 265 —

Le 21 — 37 gr. 833 : 12 gr. 611 —

Le 22 — 37 gr. 480 : 10 gr. 71 —

Le 23 — 44 gr. 10 : 12 gr. 25 —

Le 24 — 41 gr. 94 : 11 gr. 90 —

Le malade est soumis à la médication par l'alcool, le café, le quinquina. Ou prescrit un lavement quotidien et, à plusieurs reprises, un léger purgatif salin.

A partir du 25 février, la maladie entre dans la période de déclin.

La stupeur et la prostration disparaissent, la bouche se nettoie, la langue devient humide, la faim se fait bientôt sentir et au bout de quelques jours on commence à alimenter le malade avec prudence.

Les forces reviennent, l'amaigrissement s'arrête, la convalescence s'établit.

Cependant le ballonnement persiste, plus considérable même qu'il n'était dans le cours de la maladie. Il existe des alternatives de diarrhée et de constipation forçant de recourir tour à tour aux purgatifs et à l'opium.

Le 15 mars, ces symptômes abdominaux n'ont pas encore complètement cédé après une convalescence de plus de quinze jours.

L'ictère n'a pas tout à fait disparu et semble rester stationnaire. La pression détermine encore une douleur assez vive dans l'hypochondre droit et un large vésicatoire appliqué le 9 mars sur la région du foie n'a pas atténué cette sensibilité. La matité hépatique ne diminue pas.

Durant la convalescence la polyurie diminue progressivement et la quantité d'urine rendue chaque jour tombe à 2,000 gr. environ.

Le 17 mars, le convalescent est pris de céphalalgie, il ne réclame aucun aliment; la température s'élève à 38°,2 le soir; on compte 100 pulsations et 36 respirations. Les jours suivants la céphalalgie et l'anorexie persistent, il survient quelques épistaxis peu abondantes ; le ventre se ballonne davantage et l'on constate du gargouillement dans la fosse iliaque droite. En même temps la fièvre s'accroît, la courbe thermométrique présente des oscillations ascendantes régulières et, le 20 au soir, elle atteint 40°. On ne constate aucune complication inflammatoire. Bientôt il ne reste plus aucun doute: on a affaire à une rechute de fièvre typhoïde. Lee taches lenticulaires, qu'on avait en vain recherchées pendant la première évolution de la maladie, se montrent en petit nombre sur l'abdomen. On les observe pour la première fois le 23 mars, septième jour de la rechute. D'ailleurs les autres symptômes de la fièvre typhoïde à la période d'état réapparaissent presque tous. Les symptômes cérébraux sont plus accusés que pendant la première phase ; il y a de l'anxiété, de l'agitation, du délire nocturne : un tremblement continu occupe les membres supérieurs, les lèvres, la langue; les mouvements sont incertains, la parole est saccadée, entrecoupée; la surdité est très-marquée. Le délire finit par s'établir d'une façon continue; l'agitation fait place à une prostration profonde ; la langue, d'abord large, humide et couverte d'un épais enduit blanchâtre, devient sèche et racornie ; des vomissements muqueux, déterminés par les moindres mouvements qu'on imprime au malade, se montrent pendant quelques jours, le 26 et le 27. La diarrhée est très abondante. Il y a des évacuations involontaires et une petite excoriation se montre à la région sacrée. On ne constate rien de nouveau du côté du foie ni du côté de la rate, mais l'examen des poumons fournit des signes de congestion, notamment à droite.

Les téguments présentent toujours une légère teinte ictérique qui paraît rester stationnaire. Il se fait des éruptions successives de taches lenticulaires.

La température reste élevée, atteignant 39°, 8 ou 40 le soir, présentant presque régulièrement une rémission matinale d'environ 1 degré. Le pouls est sensiblement plus accéléré que lors de la première évolution, la fréquence est d'environ 100 pulsations. Il est régulier, faible, dépressible.

Les urines fortement colorées, troubles, sont rendues en quantité normale (1 litre et demi). Elles ne renferment ni pigment biliaire ni albumine. Analysées le 27 et le 30 au point de vue de la quantité d'urée, elles ont fourni 21 grammes de ce principe par litre, soit 30 grammes pour la quantité d'urine rendue en vingt-quatre heures.

Cette période d'état eut une durée de treize jours. Le 2 avril survint une brusque défervescence. Celle-ci ne fut cependant complète qu'au bout de quatre à cinq jours. Plusieurs éruptions de nombreuses taches lenticulaires se firent pendant la période de déclin.

La convalescence fut très longue bien qu'elle n'ait été troublée par aucun accident, mais le malade était extrêmement amaigri et affaibli. Pendant longtemps il ne put quitter le lit sans être pris aussitôt d'éblouissements et de tintements d'oreille, sans voir du gonflement se montrer aux pieds et aux jambes. L'ictère ne s'effaça que très lentement dans le cours de la convalescence, le foie reprit peu à peu son volume normal et cessa d'être sensible à la pression.

L'excrétion de l'urine s'exagéra, atteignant 2,500 et 3,000 grammes par jour, la quantité de l'urée était d'environ 25 grammes.

Quand le malade quitta l'hôpital, le 30 mai 1877, il était parfaitement guéri et présentait même plus d'embonpoint qu'avant sa maladie. L'examen des différents organes ne faisait constater rien d'anormal.

M. Laboulbène a revu plusieurs fois ce malade en 1878; il est dans un bon état de santé.

Il ne nous reste plus à parler maintenant que de deux affections, l'une observée rarement dans nos climats, la fièvre récurrente et la typhoïde bilieuse ; l'autre jamais, la fièvre jaune.

La *fièvre récurrente et la typhoïde bilieuse* ressemblent assez par leurs manifestations cliniques à certains ictères graves et si les malades meurent rapidement, nous comprenons que parfois on ait pu considérer comme appartenant à cette catégorie, quelques cas d'ictère typhoïde primitif. Cependant quand on a affaire à l'ictère grave épidémique malgré la ressemblance de la plupart des symptômes une condition nous paraît primer toutes les autres et doit empêcher l'erreur : le malade qui guérit *n'a pas de rechute* ; dans tous les exemples rapportés, les auteurs insistent sur ce fait que la guérison est définitive ; or, la fièvre à rechute (relapsing fever) ainsi que son nom l'indique et la fièvre typhoïde bilieuse qui n'en est qu'une expression plus élevée, peuvent bien ne pas avoir de rechutes, mais c'est la grande exception. Aussi, croyons-nous devoir nous séparer, à ce point de vue, de M. E. Vallin qui pense qu'il faut rapporter à la typhoïde bilieuse l'épidémie de Gaillon (1). Remarquons ici que l'ictère typhoïde, malgré le caractère épidémique qu'il a plusieurs fois revêtu, n'a pas encore conquis sa place dans les traités spéciaux : Griesinger n'en parle pas ; M. Vallin le signale à peine ; M. Colin, dans son traité paru il y a quelques jours, est plus explicite mais ne fait guère que signaler les épidémies et les rapproche des fièvres bilieuses (forme bilieuse). C'est une étude qui méritera une place plus large quand d'autres faits bien observés viendront augmenter notre somme de connaissances. A ce point de vue nous regrettons de n'avoir, relativement à la petite épidémie qui a régné à bord d'un vaisseau-école sur la Tamise, que

(1) V. Legg, étendant la signification du terme générique ictère grave, considère la fièvre jaune comme une variété de l'affection générale qui mérite ce nom.

les renseignements très sommaires trouvés dans *The Lancet*, 1878.

M. Ralfe après avoir montré à la Société pathologique de Londres (19 nov. 1878), les pièces anatomiques provenant d'un élève mort d'ictère grave sur un vaisseau d'instruction sur la Tamise, dit « avoir observé deux ou trois de ces cas de ce genre. M. Smith en a vu aussi plusieurs cas et se demande s'ils ne sont pas dus à quelque influence miasmatique? »

La *fièvre jaune* offre plus d'un point de contact avec l'ictère typhoïde mais il est une chose admise par tous les épidémiologistes, c'est que la fièvre jaune ne règne pas dans nos climats tempérés. Sans expérience personnelle sur ce point, nous ne pouvons que rapporter ici l'opinion de ceux qui ont étudié la question de près (1).

L'ictère grave primitif a été appelé *fièvre jaune nostras*. Cette dénomination a été combattue, au point de vue des caractères anatomiques; la lésion du foie dans cette maladie est cependant bien voisine de celle observée dans l'ictère typhoïde (V. Comptes rendus Soc. de Biologie, 1877); mais d'après ce que nous avons dit de la nature des lésions du foie qui se rencontrent à des degrés divers dans toutes les maladies graves, on ne pourrait se servir de cette ressemblance pour conclure à l'identité des deux maladies. Au point de vue clinique, le caractère de diffusion et de contagiosité de la fièvre jaune et la violence des accidents du début bientôt suivis d'une rémission trom-

---

(1) Griesinger est très affirmatif sur ce point (Tr. fr., p. 162); il admet comme vraisemblable le développement local d'un miasme, pour expliquer l'ictère, quand plusieurs individus, soumis aux mêmes conditions, tombent malades, « mais l'identité de cause avec celle de la fièvre jaune est complètement inadmissible. Il est vraiment impossible d'établir le diagnostic de l'ictère grave dans un pays où règne la fièvre jaune, mais on ne saurait parler de celle-ci dans des climats plus froids à l'intérieur des terres. Ce nom doit être réservé à une maladie d'origine spécifique presque indubitablement contagieuse. »

peuse, puis le *vomito negro* pathognomonique, sont autant de signes qui ne se rencontrent pas dans l'ictère grave ou se rencontrent à un degré moindre et suffisent à empêcher une assimilation complète entre les deux maladies. L'ictère est en outre très peu marqué dans la fièvre jaune, nul même d'après Trousseau, et souvent les urines ne contiennent pas de pigment biliaire. Dans plusiéurs observations (et en particulier dans notre observation VI), on voit à un moment donné une brusque défervescence de la température, mais cette chute de la courbe ne coïncide pas avec une amélioration générale et ne mérite pas d'être rapprochée de la rémission de la fièvre jaune.

Le terme *fièvre jaune nostras*, proposé par Monneret, offre donc l'avantage réel de rappeler qu'on est en présence d'une maladie générale et de nature infectieuse, mais il a l'inconvénient, malgré le correctif ajouté, de laisser croire à l'identité de nature dans les deux cas.

ÉTIOLOGIE.

L'ictère grave primitif est une affection rare ; sur 27,500 malades admis en neuf ans à l'hôpital des fiévreux à Londres, il ne s'en est présenté qu'un seul cas dont Murchison rapporte l'histoire. Notre maître, M. Potain, dans toute sa carrière médicale n'en a observé qu'un seul cas, et M. Brouardel pendant les trois années qu'il a consacrées à ses recherches sur l'urée et le foie, n'a pu en observer un seul exemple, bien qu'il fut chargé d'un service médical à l'hôpital St-Antoine, c'est-à-dire dans un des hôpitaux les plus actifs. Pour nous, depuis que notre attention a été éveillée sur cette maladie, nous avons cherché à recueillir de nouvelles observations et nous n'en avons pas trouvé l'occasion. Cette rareté explique comment les causes de l'ictère sont encore mal connues. Il est certain que si on parvenait à les dégager d'une manière nette, le problème posé par la nature de la maladie serait beaucoup plus facilement résolu. Aussi devons-nous faire ressortir autant que possible les conditions dans lesquelles survient l'ictère grave primitif, puis chercher s'il existe entre elles un lien saisissable. Nous étudierons successivement les causes générales et les causes individuelles, car nous ne sommes pas autorisé encore à donner une autre division.

Age. — L'ictère grave primitif peut s'observer à tout âge, mais il est surtout une affection de la jeunesse et de l'âge adulte ; il offre son maximum de fréquence de 18 à 30 ans (Budd, Frerichs, Homans, etc.). Rare chez le vieillard, il est exceptionnel chez l'enfant; Rendu en cite six cas auxquels il faudrait en ajouter un septième, publié depuis cette époque, et observé par Senator chez un enfant de 2 ans et demi.

Sexe. — On a admis jusqu'à maintenant (Frerichs, Rendu, Homans, Murchison) que les femmes étaient plus souvent atteintes que les hommes. En est-il réellement ainsi ? Nous ne croyons pas, malgré les chiffres fournis, que ce soit seulement la différence du sexe qui constitue une prédisposition aussi considérable. Et pour nous, les preuves sont de deux ordres.

1° Si on a égard aux faits épidémiques, ceux dans lesquels l'ictère grave primitif se montre avec tous ses phénomènes spéciaux, la priorité appartient, sans conteste, au sexe masculin.

2° Dans la statistique de Frerichs, (22 femmes, 9 hommes), il ne faut pas oublier que la moitié des femmes étaient enceintes; or, la grossesse crée des conditions telles qu'un ictère catarrhal peut prendre très facilement les allures de l'ictère grave. On voit donc que hors l'état de gestation, même dans cette statistique, la femme n'est pas beaucoup plus exposée que

l'homme (11 pour 9). Il en est de même dans celle de W. Legg :
35 femmes enceintes, 34 en dehors de l'état de gestation,
31 hommes. Dans les dix observations rapportées par Budd il
y a nombre égal d'hommes et de femmes ; nous devrions
dire même qu'il y a plus d'hommes que de femmes puisque
Budd ne donne la relation que des cas dans lesquels il y a eu
autopsie, mais il ajoute que l'ictère grave peut guérir, et pour
le prouver raconte qu'un marin fut amené dans un état absolument semblable à celui qu'avait offert son compagnon de bord
Abdul (obs. V) qui, lui, avait succombé très rapidement (jaunisse, état semi-comateux, hémorrhagies) ; on avait donc porté
le même pronostic et cependant, il sortit guéri. Cette observation, relatée sommairement (p. 255) n'est pas comptée
parmi les dix et il est juste de la faire entrer en ligne de
compte, disons en outre que la statistique de Lebert donne un
résultat opposé à celui de Homans et de Frerichs (44 hommes,
28 femmes). (Genouville.)

Professions. — Nous ne pensons pas que la profession ait
une influence spéciale sur la production de l'ictère grave.
Nous devons signaler cependant que c'est principalement sur
des soldats (Lille), ou sur des marins qu'ont été observées les
épidémies d'ictère grave ou d'affections offrant avec celui-ci
une assez grande ressemblance (Civita-Vecchia, St-Cloud,
Lourcine). Sur les 5 malades hommes dont Budd rapporte
l'histoiro, 4 étaient des marins, mais il est probable pour
nous qu'il faut plutôt voir là l'effet des conditions communes
de milieu et d'existence que l'influence de causes profession-
nelles.

Dans l'épidémie de Lille ainsi que dans d'autres cas sporadiques observés dans l'armée (Vallin, Morand, Colin, Worms),
on a remarqué que c'était les soldats déjà depuis quelque
temps au corps, plutôt que les jeunes recrues qui étaient atteints.

Tempérament ; constitution. — Ici nous avons à signaler
une bien curieuse opposition entre les faits épidémiques et
les faits sporadiques. Les auteurs qui ont étudié ceux-ci
constatent non sans quelque étonnement que ce sont les tem-
péraments vigoureux qui fournissent le plus de cas graves et
mortels (Carville). A Lille tous les patients « étaient d'une vigueur remarquable. » Au contraire, dans les cas sporadiques
on insiste sur l'état de misère physiologique qui prédispose à
l'éclosion de cette maladie. En Angleterre, particulièrement,
on a attaché une grande importance à la *diathèse syphilitique* comme cause de l'ictère grave. La syphilis, quand
l'ictère grave survient à la périodedes accidents secondaires,
nous paraît agir surtout en préparant le terrain.

Émotions morales ; habitudes antérieures. — Les émotions morales tristes, les excès vénériens, les fatigues physiques et principalement les excès de boissons sont souvent
signalés dans les antécédents étiologiques des malades ; mais
il faut ici ne leur donner que la valeur de causes débilitantes
générales. D'ailleurs, il a été remarqué dans les cas de Lille
que tous les malades étaient connus pour leur bonne conduite
et leur sobriété ; mais, si les émotions tristes et prolon-
gées doivent être considérées simplement comme cause prédisposantes, nous avons vu qu'une violente émotion morale
aurait paru avoir une influence plus grande.

Épidémies. — On est frappé, quand on étudie les conditions
dans lesquelles se sont produites les épidémies d'ictère grave,
par le fait suivant. Le foyer est toujours resté circonscrit
dans des limites très étroites : une maison centrale (Gaillon),
une caserne (Lille), un navire (Londres, cas cités par Budd,
Ralfe, Smith). Cette limitation si exacte à des gens qui

vivent sous un même régime, tandis que, autour d'eux, il n'y a pas d'autres sujets frappés, amène à rechercher si l'on ne trouverait pas plutôt la raison de ce développement dans les conditions d'une existence commune que dans des influences atmosphériques. En effet, dans une maison, ce sont quelquefois uniquement les enfants d'une seule famille (Hanlon, Griffin), ou même deux individus logeant dans un même appartement qui sont frappés en même temps (Hérard). M. Rendu pour expliquer ce fait, se demande s'il n'y aurait pas une cause prédisposante organique, une faiblesse héréditaire quelconque ; on peut l'admettre comme idiosyncrasie, mais il n'est plus nécessaire de recourir à cette explication, quand on voit des individus d'origine très différente, mais vivant dans un même milieu, être atteints simultanément.

Cependant, au point de vue de l'évolution chronologique, il est nécessaire de signaler entre ces différentes observations, une particularité qui pourrait peut-être donner quelque raison à l'hypothèse de M. Rendu. Les deux malades de M. Hérard, qui entrèrent le même jour à l'hôpital, « offrent à peu près les mêmes symptômes et meurent presqu'en même temps. » Au contraire, les clients du Dr Hanlon deviennent malades dans l'ordre suivant :

22 juillet 1840, Miss Maria B..., 17 ans, meurt le 27 juillet.

29 mars 1841, Charlotte B..., 11 ans, meurt le 31 mars.

Les phénomènes sont les mêmes : début brusque, ictère rapide, forme nerveuse, photophobie.

18 juin 1841, Marie B..., 8 ans ; phénomènes atténués, guérison.

Ceux du Dr Griffin : deux frères et deux sœurs deviennent successivement malades, mais à de moindres intervalles de temps. Il y avait d'autres enfants qui ne furent pas atteints. N'est-il pas étonnant, en effet, dans les cas précédents, de voir un si long espace de temps séparer les manifestations isolées d'une maladie identique, très problablement, dans sa nature et dans ses causes, et qui atteint seulement les enfants dans la famille et pour ainsi dire par rang d'âge (1).

Saisons ; influences atmosphériques. — C'est surtout en été et en automne que l'on a vu les ictères épidémiques. Les cas sporadiques peuvent se développer à n'importe quel moment ; on sait qu'il y a aussi des périodes (automne, printemps) où l'ictère catarrhal est plus fréquent, et peut-être quelques cas désignés sous le nom d'ictère grave, n'étaient-ils que des ictères aggravés.

Influences miasmatiques ; maladies régnantes. — Nous avons signalé les raisons qui amènent à rechercher, surtout dans des causes locales ou individuelles (alimentation, boissons), la cause prochaine de ces épidémies en foyer ; mais nous devons aussi mentionner quelques faits qui ont leur importance. Rizet (1844) a signalé une épidémie d'ictère simple coïncidant avec le curage d'un fossé (Amiens) ; il y avait là probablement une influence tellurique ou miasmatique : Carville nous apprend qu'en même temps que sévissait à Gaillon l'ictère grave épidémique, il y avait dans la prison d'autres malades ayant absolument l'aspect typhique et qui présentaient, excepté la jaunisse, tous les symptômes de l'ictère grave. Aussi a-t-il cru d'abord avoir affaire à une fièvre typhoïde.

Enfin à Rotherham (Angleterre), ville où d'après Murchison le travail de canalisation était notoirement mauvais, on vit succéder, pendant le printemps de 1862, une épidémie très-intense d'ictère à une épidémie de fièvre typhoïde qui avait exercé ses ravages sur la ville pendant l'automne précédent. Elle offrit moins de danger (*less fatal*) que cette dernière,

---

(1) Ces observations très intéressantes ont été traduites de l'ouvrage de Budd, p. 270-276, par Genouville et rapportées in extenso.

mais fut presque aussi généralisée. Dans le mois de février, il n'y avait pas moins de 150 personnes atteintes, et, chose digne de remarque, tous ceux qui avaient eu la fièvre typhoïde furent épargnés par l'ictère. Malheureusement, dans *the Lancet* (1863) d'où sont tirés ces exemples, il n'y a pas de renseignements sur la mortalité de cette épidémie, nous avons simplement trouvé cette indication que d'après les résultats envoyés par le D$_r$ Shearman, la mortalité avait été durant cette période de 30 pour 1000 ; ce qui est une moyenne un peu plus élevée que la normale (23 à 24 pour 1000).

Nous avons pensé que dans une étude des causes de l'ictère grave épidémique, il était intéressant de signaler ces deux épidémies, bien que l'on n'ait pas eu affaire dans le premier cas, ni même vraisemblablement dans le second, à l'ictère grave. Nous ferons en outre remarquer cette particularité signalée dans l'épidémie de Rotherham (1) qu'aucun de ceux qui avaient eu la fièvre typhoïde n'eut d'ictère. Il y a là un rapprochement intéressant à faire et que l'on pourra peut-être utiliser puls tard en épidémiologie.

Il est en effet une question que nous ne pouvons que signaler : l'ictère typhoïde peut-il récidiver ? Malgré tout l'intérêt qu'offrirait la solution de cette question aussi bien au point de vue théorique qu'au point de vue pratique, nous ne sommes pas encore en mesure de la résoudre, à cause de la gravité même de cette maladie dans laquelle la guérison est très rare et du trop petit nombre des faits observés.

(1) C'est sans doute une erreur d'impression qui a fait écrire dans la traduction de Murchison (trad. fr.) Rotterdam au lieu de Rotherham. Au point de vue de la généralisation de l'épidémie ce lapsus est important à signaler, car Rotherham (comté d'York) n'avait que 10,000 habitants en 1862 et Rotterdam 80,000 à la même époque.

TRAITEMENT.

D'une façon générale il y a deux indications à remplir aussi bien dans les cas sporadiques que dans les cas épidémiques.

1° Soutenir les forces du malade; 2° favoriser la production de la crise, ou au moins l'élimination des produits de dénutrition accumulés dans le sang.

Les toniques en général, la potion de Todd, l'extrait mou de quinquina; comme boisson la limonade vineuse et dans quelque cas l'infusion de café serviront à remplir la première indication.

Quant à la seconde, on peut diriger l'action thérapeutique sur tous les émonctoires ordinaires. L'ipéca, les purgatifs qui s'adressent au tube digestif sont indiqués principalement à la première période; plus tard on peut essayer d'un stimulant diffusible comme l'acétate d'ammoniaque; quant au jaborandi proposé par quelques auteurs, nous ne le donnerions qu'avec prudence parce que la sudation et le ptyalisme qu'il provoque quand son action est efficace sont trop marqués et affaiblissent le malade qui dans l'ictère typhoïde est déjà très faible.

On s'efforcera aussi de provoquer une diurèse abondante. Le régime lacté peut donner de bons résultats, et nous pensons qu'il faut y soumettre les malades.

Malgré l'action de l'essence de térébenthine sur les reins, il est permis d'essayer de ce médicament avec prudence. Il a l'avantage d'être un stimulant diffusible et l'antidote du phosphore.

Quant au traitement symptomatique (accidents nerveux, hémorrhagies), il n'y a rien de particulier à en dire; on l'institue suivant les circonstances et d'après les règles ordinaires.

Le traitement dans les cas épidémiques doit être le même. Comme moyen prophylactique il faudra surveiller l'alimentation, chercher principalement si l'eau n'est pas altérée et, comme jusqu'ici, les foyers ont généralement été très circonscrits, il ne faudrait pas hésiter à les faire évacuer au moins provisoirement. On sait que dans quelques cas d'épidémies localisées de fièvre typhoïde (caserne) on s'est bien trouvé de ce moyen. Dans une famille, si on voyait deux personnes offrir à peu d'intervalle les accidents de l'ictère typhoïde, il serait indiqué de faire changer de milieu ou au moins d'habitation.

Nous ne connaissons pas encore, il est vrai, la cause prochaine des épidémies, mais elle est locale et il serait prudent de ne pas négliger des mesures prophylactiques aussi simples.

NATURE DE LA MALADIE. — RÉSUMÉ. — Dans l'historique on a vu que, dès la période où l'existence de la maladie que nous venons d'étudier est reconnue et le type créé, il nait deux opinions distinctes qui pendant longtemps continuent à se partager les esprits : l'une, théorie anatomo-pathologique localise l'affection dans le foie ; c'est une *atrophie jaune aiguë* primitive et dont dépendent ultérieurement toutes les lésions. Née en Allemagne elle y compte presque exclusivement ses partisans. L'autre opinion, née surtout en France, considère l'ictère typhoïde comme une maladie grave, dans laquelle la lésion hépatique n'occupe qu'une place secondaire ; cette théorie défendue par Ozanam, Monneret, Genouville, compte aussi quelques partisans à l'étranger, Buhl en particulier. Entre ces deux courants d'opinions si distinctes, si opposées, se développe une théorie intermédiaire avec Bright, Budd et Trousseau. Ces auteurs admettent qu'il y a une maladie générale due à un principe infectieux quelconque retentissant plus spécialement sur le foie et ensuite sur tout l'organisme.

Ce *poison*, comme l'appelle Budd, peut être introduit du dehors dans l'organisme (alimentation, ou de toute autre manière), ou être produit par l'organisme lui-même quand les circonstances favorisent son éclosion, et pour l'auteur anglais ces circonstances favorables sont les mauvaises conditions pathologiques créées par les chagrins, par une vie misérable ou débauchée. Le principe infectieux ou poison comme on voudra l'appeler peut demeurer quelque temps latent, avant de manifester son existence. Son action est surtout d'amener un trouble dans les fonctions du foie, la destruction des cellules et la suppression de la secrétion biliaire, d'où plus tard les accidents nerveux.

Notre intention n'est pas de retracer ici l'histoire de ces théories, et de montrer comment elles se sont modifiées ; en faisant l'historique de la question, nous l'avons indiqué suffisamment.

Leur procès a été instruit avec un grand esprit scientifique par M. le professeur Vulpian dans les leçons de l'Ecole (1847) que nous avons eu l'occasion de citer plus d'une fois, et auxquelles nous ne pouvons que renvoyer.

M. Vulpian a montré, après avoir repris lui même à nouveau la plupart des expériences servant de point d'appui aux théories dont il voulait faire l'exposé critique, ce qu'il y avait d'acquis et ce qu'il y a d'hypothétique dans les explications données ; bien que ces leçons aient été faites il y a cinq ans, les conclusions peuvent en être acceptées pour la plus grande partie encore aujourd'hui ; cependant quelques faits nouveaux (expériences ou observations) ont été produits depuis leur publication et nous avons essayé de les utiliser. En étudiant l'anatomie pathologique et les symptômes, nous avons été amené à faire la physiologie pathologiqne des troubles que nous avions à décrire et à les rapprocher d'autres maladies déjà connues.

Au point de vue étiologique, comme au point de vue clinique, nous avons poursuivi cette ressemblance, et nous croyons pouvoir conclure dans le sens où se sont prononcés Budd et surtout Trousseau, en modifiant un peu leurs idées, pour les faire concorder avec ce que nous ont appris les travaux modernes.

Nous présenterons le résumé suivant :

L'ictère grave proprement dit ou primitif est une maladie générale *totius substantiæ*, analogue au typhus, à la fièvre typhoïde, et qui revêt un caractère particulier grâce aux troubles hématopoïétiques résultant de l'altération du foie.

La toxémie secondaire ajoute ses effets à ceux de l'affection protopathique.

Les lésions du foie paraissent être consécutives à une altération du sang. Elles occupent avec celles du rein la première place dans l'ordre hiérarchique des lésions diverses trouvées à l'autopsie et qui sont, dans l'ensemble, celles des fièvres graves.

Dans la majorité des cas, les lésions du foie sont d'autant plus avancées que la maladie a duré plus longtemps, cependant les lésions anatomiques sont loin d'être toujours les mêmes, pour une même durée de la maladie. Par ordre chronologique, on peut voir se succéder l'infiltration périlobulaire avec injection, la tuméfaction trouble des cellules, leur segmentation, leur disparition, la dégénérescence graisseuse avec atrophie du foie ; mais la lésion est loin de marcher partout d'une façon uniforme, de sorte que l'on peut rencontrer sur un même foie simultanément tous les degrés de la lésion. Le microscope et l'analyse chimique révèlent en outre dans le foie et le sang la présence des matériaux de désassimilation qui ne s'y trouvent pas d'ordinaire (leucine, tyrosine, xanthine, hypoxanthine).

Dans quelques observations, où malgré une durée relativement longue de la maladie, le foie n'avait paru différer que fort peu de l'état normal, on a trouvé la constitution chimique du parenchyme gravement altérée si les éléments histologiques l'étaient relativement peu (plasmopathie cellulaire). De nouvelles recherches sont nécessaires pour établir l'existence de cette variété d'ictère grave primitif.

Dans quelques cas d'ictère typhoïde on a pu constater une prolifération notable du tissu conjonctif interstitiel.

A part les lésions du foie et du rein, le sang, la rate, le cœur, etc., présentent d'ordinaire des modifications pathologiques importantes.

Au point de vue étiologique, il est difficile de dire de quelle nature est le principe infectieux cause de la maladie. Est-il apporté par l'air, ou plutôt par l'alimentation ? Il peut naître dans l'organisme. Ce qui porte à admettre qu'il circule avec le sang, c'est que dans les maladies générales (fièvre typhoïde et pneumonie) où la crase sanguine est profondément modifiée, il est de règle d'observer le premier et même le second degré des lésions que nous avons regardées comme caractéristiques de l'ictère typhoïde.

Dans quelques cas, assez rares d'ailleurs, celles-ci ont évolué jusqu'au bout. On a trouvé à l'autopsie les lésions désignées sous le nom d'hépatite parenchymateuse diffuse, atrophie jaune aiguë. Ce qui prouve l'identité des lésions dans ces différents cas.

L'ictère grave n'est pas fatalement mortel. Il peut guérir tout comme les autres maladies générales. La proportion des guérisons est plus considérable qu'on ne l'avait cru jusqu'ici. La création d'un ictère pseudo-grave comme entité pathologique n'est pas justifiée.

L'examen des urines (quantité d'urine, d'urée, albumine, matières extractives) est le meilleur sinon le seul élément pour le pronostic. Il renseigne sur l'état du rein.

L'anurie est un signe très grave. L'albuminurie même abondante, pourvu qu'elle soit de courte durée peut ne constituer aucun danger.

La polyurie doit être considérée comme un signe pronostique favorable. Elle facilite l'évacuation de l'urée qui est alors produite en très grande quantité ainsi que celle des matières extractives. Coïncidence fréquente de diarrhées, sueurs, parotides critiques, ce sont très probablement d'autres voies pour l'élimination des matières excrémentitielles.

Dans l'ictère grave proprement dit si l'urée est diminuée dans les urines ce ne serait point parce qu'elle serait accumulée dans le sang, mais parce que le foie n'en produirait plus. Les accidents toxémiques seraient dus par conséquent non à l'urémie, mais à l'accumulation des matières extractives dans le sang, probablement les matières biliaires y contribuent aussi pour une part.

I

ICTÈRES GRAVES SECONDAIRES.

(INSUFFISANCE HÉPATIQUE).

Nous avons étudié dans le chapitre précédent l'ictère typhoïde proprement dit, ictère grave primitif, et nous avons
eu soin de montrer que l'affection générale revêt un caractère
particulier par le fait des troubles hématopoïétiques dus à
l'altération du foie. Or il est des cas dans lesquels ces troubles sont le fait primordial ; l'intoxication qui en résulte s'établit d'une façon plus ou moins rapide , et l'on voit survenir, après un temps plus ou moins long, les phénomènes
qui constituent les principaux caractères de l'ictère typhoïde.
C'est surtout dans ces circonstances qu'il est juste de dire
que l'ictère grave est un syndrome. Pour bien montrer sa
pathogénie il faut ajouter que les accidents nerveux et hémorrhagiques, peuvent survenir dans les cas de désorganisation de la substance hépatique, sans qu'il y ait jaunisse. C'est l'ensemble de ces cas que l'on a désigné sous
le nom d'*acholie* et que nous désignons sous le nom *d'insuffisance hépatique*, pour éviter le néologisme *anhépatie*, qui
nous paraîtrait beaucoup plus compréhensif et plus juste. Ce
mot aurait de plus l'avantage, de même que le mot asystolie,
de pouvoir désigner et l'insuffisance fonctionnelle de l'organe
et les troubles consécutifs de tout l'organisme. En effet,
par l'expression *acholie* on semble n'envisager qu'une partie des fonctions de cette glande, tandis qu'aujourd'hui,
après les travaux de Cl. Bernard, Heynsius, Parkes, Meis-
ner, Murchison, Brouardel, il faut reconnaître que le foie est

chargé d'autres fonctions certainement aussi importantes que la sécrétion biliaire. Le foie est un lieu d'échanges et de transformations, le terme insuffisance hépatique signifiera donc pour nous que la glande étant au-dessous de sa tâche, ceux-ci se font mal ou même peuvent être interrompus.

L'insuffisance peut être amenée d'une façon brusque et rapide (poisons stéatosants) ou d'une façon lente (affections progressives du foie) ; celles-ci n'entraînent à leur début que des troubles fonctionnels, et c'est seulement à leur dernière période qu'elles s'accompagnent toutes par un même mécanisme (désorganisation de la substance hépatique), des phénomènes de l'ictère grave. Dans ce cas ils sont toujours nécessairement mortels car ils trahissent le dernier terme de la cachexie, tandis que dans le cas précédent l'organisme frappé en pleine vigueur peut, s'il n'est pas atteint très profondément, réagir dans un sens favorable.

Ainsi que nous l'avons dit, notre intention n'est pas de faire une étude complète des ictères graves secondaires, mais de signaler simplement les diverses affections qui peuvent leur donner naissance et de montrer comment, bien que très différentes, elles arrivent à constituer un même syndrome.

Au point de vue qui nous occupe, les ictères graves par insuffisance peuvent être divisés en trois groupes.

I. — Ictères graves secondaires, dans lesquels le foie étant brusquement et inopinément frappé, les symptômes se montrent avec une grande rapidité, ce sont ceux dans lesquels l'erreur est le plus difficile à éviter. Il sont dus aux poisons stéatosants. (Phosphore en première ligne, arsenic, acide sulfurique, chloroforme, alcool dans l'alcoolisme suraigu.) De plus, comme le sang a été également atteint profondément par l'action nocive du toxique, à l'autopsie on trouve des lésions se rapprochant assez de celles de l'ictère typhoïde.

II. — Ictères graves secondaires survenus à la suite d'un ictère chronique, déterminé par une affection du foie ou des voies biliaires. (Lithiase, obstruction, cirrhose hypertrophique, etc.).

III. — Accidents d'ictère grave survenant avec un ictère très peu marqué ou absolument sans ictère. (Cirrhose atrophique, cancer, kystes, etc.)

I. — *Ictère grave déterminé par les agents stéatosants.* — Nous devons placer en première ligne l'empoisonnement par le phosphore. La ressemblance est tellement grande que Lewin a soutenu que presque toujours, sinon toujours, l'ictère grave est dû à un empoisonnement par le phosphore. Rokitansky accepta presque cette manière de voir qui, en Allemagne même, ne tarda pas à être combattue par Wunderlich (1).

Au point de vue clinique la différence existe, nous l'avons montré dans une autre partie de ce travail (V. Diagnostic), bien qu'elle ne soit fondée que sur des nuances dans les cas les plus difficiles. Certainement le phosphore introduit dans l'organisme devient l'origine d'une toxémie qui retentit sur tous les organes, plus spécialement sur le foie et le rein, et fait naître nombre de phénomènes que nous connaissons déjà, cependant nous voudrions établir que l'intoxication phosphorée doit être séparée de l'ictère typhoïde. Elle se place à côté de lui et sert de transition entre celui-ci et les autres variétés d'ictères graves secondaires, mais l'analogie, quelque réelle qu'elle soit, ne nous paraît pas justifier une complète assimilation.

(1) Wunderlich, Arch. der Heilkunde, 1863, analysé dans les Archives de médecine, même année. Voir dans le même ouvrage, 1862, le mémoire de Fritz, Verliac et Ranvier.

Pour justifier cette opinion, examinons comment le phosphore, introduit dans l'organisme, modifie celui-ci au point de vue des troubles fonctionnels et des lésions anatomiques.

A. — Au point de vue clinique on peut distinguer trois degrés selon la gravité de l'intoxication.

1° La dose de poison a été intense, le malade meurt rapidement au milieu d'accidents nerveux, sans avoir présenté ni ictère ni hémorrhagies. C'est une sorte d'asphyxie due peut-être à l'action du poison sur le bulbe (?), nous n'avons pas à nous en occuper.

2° A un degré moins élevé, les phénomènes ressemblent à ceux de l'ictère grave primitif. On voit alors survenir, quelques jours après l'ingestion, une tension douloureuse à l'épigastre et dans la région du foie, une augmentation persistante du volume du foie, puis apparaître l'ictère, les hémorrhagies et aussi des phénomènes nerveux. Les urines sont souvent diminuées, albumineuses, pauvres en urée ; ce fait pourtant n'est pas constant, l'albumine manque assez souvent et l'urée n'est que peu diminuée. (Dr Frenkel, in *Berl. Klin. Wochensch.*, trad. par la *Revue méd. de l'Est*, 1er août 1879.) Schultzen, Frenkel et d'autres auteurs ont trouvé dans les urines de la leucine et de la tyrosine, mais ces produits de désassimilation paraissent être beaucoup plus rares que dans l'ictère typhoïde, puisque quelques auteurs avaient voulu trouver là un signe différentiel important. La durée des accidents est en général beaucoup plus longue dans l'ictère phosphoré que dans l'ictère typhoïde ; on remarque d'ordinaire une émaciation profonde du malade, qui parfois meurt épuisé, après n'avoir offert que quelques accidents nerveux.

3° Enfin, dans une dernière catégorie, le malade n'a que peu de symptômes et guérit.

Ce sont les cas de la 2e catégorie qui offrent le plus d'analogie avec l'ictère grave : mais cette lutte de l'organisme pour ainsi dire, cette émaciation et surtout cette durée relativement longue, indépendamment de l'état de la langue, de la diarrhée, des vomissements phosphorescents à odeur alliacée, sont des signes différentiels d'une assez grande valeur (V. p. 125-126).

B. — L'anatomie pathologique nous fait constater des lésions générales dues à la propriété stéatosante que possède le phosphore et résultant de sa diffusion par le sang dans tout l'organisme, nous n'y insisterons pas ; mais il faut s'arrêter un peu plus longtemps sur l'état des éléments du foie.

Le foie est très souvent hypertrophié ou de volume normal au moins ; sa coloration jaune pâle le fait très souvent ressembler au foie gras. Dans l'ictère typhoïde, au contraire, nous avons vu que la diminution du volume est la règle, et cela dans des proportions souvent très considérables, et que plus rarement le foie peut conserver son volume ou même être légèrement augmenté. Quant à la coloration, elle est ocracée ou orange avec marbrures rouges plutôt qu'elle n'offre l'aspect du foie gras des phthisiques.

Les résultats fournis par le microscope sont variables, mais ce sont eux cependant qui semblent, plus encore que les différences précédemment énumérées, fournir les principaux arguments pour justifier la séparation que nous établissons. Au lieu de trouver cette destruction des cellules (tuméfaction, trouble, puis envahissement granulo-graisseux du protoplasma, segmentation et disparition du noyau), qui correspond à l'ictère typhoïde, on trouve au microscope une simple infiltration des éléments par la graisse ; dans d'autres cas, il est vrai, la nature des altérations cellulaires se rapproche beaucoup plus de celles décrites pour l'ictère typhoïde.

Ces résultats variables ont été obtenus par l'expérimentation et ont donné des résultats bien différents à des auteurs dont la compétence n'est pas à discuter. M. Cornil (obs. I, Mém. de M. Brouardel) trouve chez un chien mort le quatrième jour d'une intoxication phosphorée, comme résultat très net, une

dégénérescence granulo-graisseuse totale à son début. Notons cependant que le foie était gris opaque après les lavages
et que M. Cornil ne signale pas qu'il y eût des cellules détruites. Dans l'obs. II, où le foie fut examiné par M. Grancher,
il offrait à la coupe l'aspect de ces foies gras et congestionnés
qui semblent formés de deux substances, rouge et jaune. Les
lésions sont ainsi résumées : 1° *Les cellules hépatiques ne
sont pas détruites mais infiltrées* de graisse ; 2° la dégénérescence graisseuse a commencé à la circonférence du lobule pour atteindre le lobule tout entier à la circonférence
du foie ; 3° cette dégénérescence ou *surcharge graisseuse*
était accompagnée de congestion, de dilatation des vaisseaux
sanguins avec accumulation des cellules lymphatiques ou
embryonnaires dans les gaines conjonctives périvasculaires.
Cette dernière particularité est intéressante. Nous avons dit
qu'un phénomène analogue existait très probablement au
début des lésions du foie dans l'ictère typhoïde, mais au point
de vue que nous envisageons cette observation a un bien
plus grand intérêt, il y a surcharge graisseuse et non destruction des cellules.

Donc dans l'ictère phosphoré il est plus juste de dire que l'on
a une adipose aiguë, le terme étant pris dans le sens d'infiltration (Lancereaux, Traité d'anat. path., vol. I), tandis qu'il
y a stéatose, c'est-à-dire dégénérescence ou régression graisseuse dans la plupart des cas d'ictère typhoïde. Si cette modification entraîne l'arrêt de l'activité physiologique du foie
et par suite les phénomènes de l'ictère grave, il n'est pas
juste cependant de confondre, comme on le voit par cette
analyse rapide, le phosphorisme aigu avec l'ictère typhoïde.
On a exprimé l'espoir que ce serait au moyen de l'étude
des empoisonnements par le phosphore que l'on arriverait
à comprendre la nature de l'ictère grave. Si au point de
vue expérimental c'est le meilleur moyen d'arriver à produire des lésions voisines de celles de l'ictère grave pri-

mitif, il faut reconnaître qu'en pathologie les ictères graves secondaires, qui par leur processus anatomo-pathologique se rapprochent le plus de l'ictère grave primitif, sont ceux que l'on voit survenir dans les affections générales (fièvre typhoïde, pneumonie) et dans lesquelles la mort est entraînée par cette complication (nous en avons parlé plusieurs fois dans le chapitre précédent, nous ne devions pas les oublier ici). D'autres auteurs ont d'ailleurs déjà montré es différences anatomiques qui séparent les lésions du foie dans l'ictère typhoïde et dans l'intoxication phosphorée. En 1870, dans une note communiquée à l'Institut, MM. Parrot et Dusart (Comptes rendus de l'Acad. des sciences, 1870, p. 529-532) établissaient que lorsque la mort survient lentement dans l'intoxication phosphorée « qu'il s'agisse de l'homme ou des animaux mis en expérience, l'examen des viscères y révèle le plus souvent une infiltration graisseuse de leurs éléments actifs. Cette infiltration ne doit pas être confondue, comme on le fait à tort aujourd'hui, avec la régression graisseuse. » Pour ces auteurs, il ne faut pas voir dans cette lésion du foie une production de graisse aux dépens d'une transformation pathologique des cellules du foie, et ils concluent dans les termes suivants : « Ainsi donc le phosphore ne transforme pas les tissus en matière grasse, il ne fait pas la graisse, il détermine seulement le déplacement de celle qu'il trouve dans l'organisme, il détermine l'infiltration graisseuse des viscères non par une action chimique, mais en vertu d'une propriété dont la nature nous est encore inconnue. »

Après avoir signalé ces recherches si importantes au point de vue où nous sommes placé, il est juste d'ajouter que les phénomènes ne sont pas toujours aussi nettement tranchés, et que souvent on a trouvé la dégénérescence granulo-graisseuse et un aspect bien peu différent de celui de l'atrophie jaune aiguë. Aussi avons-nous dit que la lésion du foie dans l'ictère phosphoré, de même que l'intoxication générale due à ce poison (altération du sang, des reins, etc.) peut nous servir de transition entre l'ictère typhoïde proprement dit et ces ictères graves secondaires que nous verrons survenir après d'autres altérations du foie. Lebert et Wyss ont signalé dans l'empoisonnement par le phosphore un catarrhe des voies biliaires qui n'a pas été retrouvé par Vulpian. Ces deux auteurs ont publié dans les Archives générales de médecine (1868) un mémoire sur l'empoisonnement aigu par le phosphore, qui mérite d'être consulté. (V. Arch. de méd., t. XII, 1868, p. 713.)

Dans le même ordre d'idées, nous devons signaler comme se produisant par le même mécanisme, l'ictère grave de l'empoisonnement par l'arsenic et celui qu'on observe dans l'alcoolisme aigu, ainsi que Leudet en a signalé un cas (Soc. de biol., Gaz. méd., 1859). A la suite d'un récent excès, un alcoolique fut pris d'accidents d'ictère grave et à l'autopsie on trouva les lésions dégénératives et destructives de l'atrophie aiguë. Horaczek a rapporté un cas analogue ; quant à celui d'Aron (Gaz. hebdomadaire, 1869), parfois cité aussi, il est un peu plus complexe : on avait affaire à un alcoolique obèse, ancien paludéen et ayant déjà eu plusieurs fois la jaunisse, on ne peut à cause de toutes ces raisons en tirer aussi facilement partie que des deux cas précédents, au point de vue de l'ictère alcoolique aigu.

Dans les observations d'Horaczek et de Leudet, l'alcool paraît avoir agi comme agit le phosphore. Les accidents sont susceptibles d'une autre explication, comme nous le verrons quand nous nous occuperons de l'*ictère aggravé*, si chez un individu athéromateux, à foie gras, on voit un ictère simple catarrhal et bénin prendre tout à coup, après quelques jours, la tournure d'un ictère grave en dehors de tout excès alcoolique récent.

Dans l'observation si intéressante publiée par notre excellent collègue M. Pierre Bazy (Soc. Anat., décembre 1878) il n'est pas dit si le sujet, issu de parents alcooliques, alcoolique lui aussi . depuis de longues années, avait fait de récents excès de boissons au moment où il est tombé malade ; de plus, l'état du foie signalé au moment de l'entrée « déborde notablement les fausses côtes » et les habitudes extérieures de la malade nous font hésiter sur ce point, qu'on ait eu affaire à une hypertrophie aiguë, ainsi que M. Bazy serait porté à l'admettre. Nous préférerions penser que probablement chez un sujet ayant depuis longtemps un gros foie, s'est développée « une hépatite conjonctive diffuse, aiguë, avec dégénérescence graisseuse des cellules d'origine alcoolique, » ainsi que l'auteur l'exprime d'ailleurs nettement lui-même quelques lignes plus bas, et nous rapprocherions cette observation des deux précédentes ; la différence plus apparente que réelle s'expliquerait surtout par l'état antérieur du foie ; dans l'infiltration graisseuse due au phosphorisme aigu nous savons que très souvent le foie est un peu tuméfié ; mais en admettant même dans ce cas une tuméfaction récente, due à l'alcoolisme aigu, le volume du foie était trop considérable pour qu'on ne doive point prendre en sérieuse considération son état antérieur.

II. — *Ictères graves secondaires survenus à la suite d'un ictère chronique déterminé par une affection du foie ou des voies biliaires.* — En France, c'est à M. Charcot surtout que revient l'honneur d'avoir bien mis ce point en évidence, soit par ses leçons, soit par les travaux inspirés à ses élèves (1)

---

(1) Magnin, p. 93, dans le chapitre : Analogie entre les altérations survenues à la suite de l'obstruction des voies biliaires et celles qu'on rencontre dans une maladie aiguë désignée sous le nom d'ictère grave, s'exprime ainsi : « Nous devons admettre aujourd'hui l'existence de l'ictère grave comme représentant une forme multiple symptomatique d'un grand nombre d'états morbides » et p. 119 il ajoute que Bamberger a déjà reconnu que les symptômes cérébraux de l'atrophie jaune aiguë peuvent se rencontrer dans tous les ictères prolongés quelle qu'en soit la cause.

(Magnin, thèse de 1869, Charcot et Gombaut, in Arch. de physiol., 1876) (1). Nous devons en outre signaler parmi les résultats acquis, depuis la publication de ce mémoire, une altération des vaisseaux du foie, constatée par M. Chambard, dans ses expériences et peu connue encore auparavant. Peut-être y a-t-il là un fait capable de nous donner une explication plus satisfaisante des hémorrhagies observées dans les ictères graves que celle qui est tirée de l'état du sang (sang dissous). Quant aux taches claires signalées par le même expérimentateur, nous devons aussi les signaler en passant. Des expériences ultérieures établiront mieux sans doute ce que deviennent les cellules qui les constituent.

C'est encore avec des phénomènes d'ictère grave secondaire que meurent les malades atteints de cette variété d'hépatite (cirrhose hypertrophique), que nous a bien fait connaître la remarquable thèse d'un des élèves les plus distingués de M. le professeur Charcot, notre ancien collègue et ami, M. Hanot. L'ictère est intense et dure déjà depuis très-longtemps, avec des intermittences (plusieurs mois, quelquefois plusieurs années), quand surviennent les accidents nerveux et les hémorrhagies qui entraînent l'issue fatale.

Il en est de même pour les autres affections dans lesquelles existe un ictère chronique, quelle qu'en soit la cause (cancer, kyste hydatique. etc., etc.), le malade résiste plus ou moins longtemps, mais l'aboutissant commun est cette toxémie due à l'insuffisance hépatique et dont plus bas nous résumerons les conditions pathogéniques.

Nous n'entreprendrons point ici l'histoire des *ictères chroniques*. Ce travail a été fait par M. Straus, dans sa thèse

___

(1) A l'étranger ont été faits aussi quelques travaux importants sur ce point. Nous les avons cités en faisant l'historique de la question rappelons cependant ceux de Williams rapportés dans le Traité de Budd, de Leyden, de W. Legg, de O. Wyss.

d'agrégation, déjà citée plusieurs fois. Nous ne pouvons mieux faire que d'y renvoyer pour plus de détails.

Mais avant de laisser ce sujet nous devons cependant mettre en évidence les deux points suivants :

1° La très longue durée de ces ictères chroniques peut servir cliniquement à faire rejeter la *théorie biliaire*, invoquée pour expliquer la gravité des accidents et l'atrophie rapide du foie dans l'atrophie jaune aiguë (Rokitansky, von Dusch, etc. D'ailleurs expérimentalement, Robin, Genouville, V. Legg ont montré que la bile est sans action sur les cellules et Chambard qui a répété ces expériences fait remarquer avec raison que, lors même que l'on verrait dans ces expérimentations quelques cellules disparaître, on ne devrait pas y ajouter d'importance, car les cellules vivantes opposent à l'action de la bile une résistance qu'elles ne peuvent présenter après leur mort.

2° A la longue, l'élimination de la bile par le rein entraîne la lésion de cet organe, et alors il y a non seulement trouble de l'hématopoïèse mais encore dépuration insuffisante, et les accidents se précipitent.

III. — Dans notre dernière catégorie nous rangerons les maladies dans laquelle l'insuffisance hépatique entraîne la mort sans qu'il y ait *ictère*. Cela se voit surtout dans la cirrhose atrophique qui, on le sait, compte au nombre de ses principaux caractères différentiels d'avec la cirrhose hypertrophique, cette absence d'ictère.

On l'observe encore assez souvent dans les cas de cancer. Nous avons pu en observer un exemple bien remarquable chez un malade de notre service pendant notre internat à l'Hôtel-Dieu. C'était chez un homme déjà âgé, mais encore vigoureux, offrant un de ces cas cliniques où le diagnostic hésite presque forcément entre le cancer et la cirrhose.

A cause de diverses circonstances étiologiques on avait

admis l'existence d'un cancer. Le malade faisait simplement remonter le début des accidents à quatre mois (juillet-octobre). Il n'y avait pas encore la moindre coloration ictérique, quand les accidents graves (phénomènes nerveux ataxo-adynamiques) se produisirent; ils éclatèrent avec assez de rapidité et d'intensité pour que nous nous soyons demandé au premier moment si nous ne devions pas redouter une complication pulmonaire, mais l'auscultation ne fit rien entendre et à l'autopsie on ne trouva pas en effet de lésion du poumon, mais un vaste cancer primitif du foie qui avait détruit et remplacé la plus grande partie du parenchyme hépatique.

Après avoir ainsi groupé les ictères graves secondaires en trois catégories voisines l'une de l'autre entre lesquelles la transition n'est pas brusque comme on a pu le voir, si toutefois les cas les plus tranchés pris séparément dans chaque série offrent des différences notables, il faut reconnaître que dans tous les cas c'est la lésion primordiale du foie, puis l'insuffisance hépatique qui domine la scène pathologique et relie tous ces faits entre eux. Les termes ictère grave et acholie ont les inconvénients que nous avons signalés. (Il n'y a pas d'ictère dans notre troisième catégorie), mais nos réserves sur ce point étant admises, nous reconnaissons avec plaisir que la formule dont M. Rendu s'est servi pour englober tous ces cas est juste, et que « le syndrome ictère grave se montre dans des états pathologiques fort dissemblables, qui n'ont de commun que la désorganisation des éléments glandulaires du foie. » (p. 757.)

Il nous resterait ici maintenant puisque nous considérons les ictères graves secondaires comme un syndrome, à établir quelle est sa valeur séméiologique : nous la résumerons en deux mots, son pronostic se confond avec celui de la lésion qui l'a entraîné. C'est-à-dire qu'il est presque toujours fatal, puisque surtout dans notre deuxième et troisième catégorie, il traduit symptomatiquement l'insuffisance hépatique arrivée à son terme ultime. Dans l'empoisonnement par le phosphore ou par les autres poisons stéatosants le pronostic est moins fatalement mortel, il se rapproche à ce point de vue de l'ictère typhoïde qui, nous l'avons vu, peut souvent guérir. On devra avoir égard à l'intensité des phénomènes et surtout ne pas croire le malade guéri quand il survient une amélioration, le malade peut être repris d'accidents quelques jours après et succomber.

Quant aux lésions que l'on trouve à l'autopsie, elles occupent principalement le foie, accessoirement le rein et quelques autres organes, mais ne présentent pas ce caractère d'ensemble de généralisation que nous avons signalé pour l'ictère typhoïde primitif dont nous avons rapproché la première variété des ictères graves secondaires ; ceux-ci grâce à l'influence nocive du poison portent, comme nous l'avons dit, presque simultanément leur action sur tout l'organisme.

Aller plus loin en étudiant séparément ces faits d'ictère chronique serait sortir du cadre que nous nous sommes tracé.

Arrivé à la fin de cette seconde partie de notre travail, il est bon de résumer en peu de mots le mécanisme des troubles de nutrition qui surviennent successivement dans l'organisme par suite de l'insuffisance hépatique, troubles dont l'ensemble constitue le syndrome *ictère grave secondaire.*

Nous ne pouvons mieux faire à ce sujet que de citer les lignes par lesquelles M. le professeur Vulpian résume la question qu'il vient d'étudier d'une façon magistrale.

« La viciation du sang, due aux altérations structurales et fonctionnelles du foie, est assez complexe. Elle reconnait trois causes principales : 1° Les troubles de l'hématose hépatique ; 2° la présence de la matière bilaire dans le sang ; 3° la pénétration dans ce même liquide de principes provenant de la décomposition des substances azotées, soit de celles qui sont amenées au foie par le sang, soit de celles qui entrent dans la constitution des éléments de l'organe. Mais ce n'est pas tout, le sang ainsi altéré sort du foie, se jette dans la veine cave inférieure et de là arrive au cœur pour passer dans les poumons, revenir au cœur et se distribuer ensuite à toutes les régions du corps. Si l'on réfléchit aux altérations qu'a subies primitivement dans le foie le liquide sanguin, il est facile de comprendre que des troubles de nutrition peuvent se produire dans tous les organes dont les éléments anatomiques entrent ainsi en conflit avec un sang vicié. De là, une nouvelle cause d'altération du sang qui revient au foie plus vicié qu'auparavant pour subir encore dans le tissu hépatique de nouvelles modifications morbides et s'altérer progressivement de plus en plus. »

M. Vulpian fait ensuite remarquer l'importance de l'intégrité du rein chargé de l'élimination des produits, intégrité dont nous nous sommes attaché à notre tour à faire ressortir toute l'importance.

III.

ICTÈRE AGGRAVÉ.

De tout temps on a observé que l'ictère simple catarrhal était plus fréquent à certaines périodes de l'année. Ozanam (th. citée, p. 81) s'exprime ainsi : 1° Il existe des épidémies d'ictère essentiel : 2° les unes n'ont présenté que la forme commune, les autres ont développé simultanément la forme grave ; 3° A l'état sporadique, l'ictère grave survient dans les mêmes saisons que l'ictère simple et son apparition coïncide avec des cas plus ou moins nombreux de cette maladie ; 4° donc l'ictère grave n'est qu'une forme de l'ictère essentiel. Le fait est vrai ; depuis Ozanam, il a encore été observé plus d'une fois, mais cette conclusion ainsi posée, sommes-nous autorisé à l'accepter ? A mesure que les observations sont devenues plus nombreuses on a cherché à démêler les conditions étiologiques de cette gravité, et on y est arrivé du moins en partie. Après avoir étudié dans les pages qui précèdent l'ictère grave secondaire, il nous reste maintenant à définir ce que nous désignons sous le nom d'*ictère aggravé* pour bien faire comprendre que l'on a affaire, dans ces cas, à un ictère primitivement bénin et qui prend bientôt un caractère de gravité alarmant.

Pourquoi l'ictère simple chez un grand nombre d'individus devient-il mortel chez un individu en particulier, surtout quand il a débuté chez celui-ci absolument dans les mêmes conditions que chez les autres? Est-ce une question d'absorption d'un principe infectieux en plus ou moins grande quantité, ou

une affaire de faiblesse organique particulière au malade?
Est-ce en un mot une question de dose ou une question de
terrain ? Nous nous rattachons entièrement à cette dernière
opinion. Elle a pour elle qu'elle peut être en partie démontrée, tandis que la première n'a que la valeur d'une hypothèse possible si l'on veut, mais qui ne peut être scientifi-
quement affirmée.

Nous croyons qu'on peut avancer que la cause de l'aggravation est tout individuelle et qu'elle réside dans une *propathie*, pour nous servir du mot créé récemment par M. le
professeur Verneuil pour désigner une affection, une souf-
france fonctionnelle antérieure à la maladie que l'on observe
et sur laquelle elle peut avoir quelque influence (Revue men-
suelle n° 5, 1879).

Y a-t-il réellement des propathies qui aient une influence
sur la marche d'un ictère catarrhal et bénin ? S'il y en a,
quelles sont-elles et quel est leur mode d'action ? *A priori,*
on peut dire que l'ictère sera supporté d'autant moins facilement que le sujet sera plus débile, mais ceci serait beaucoup
trop vague ; il faut préciser davantage. Une chose déjà remar-
quée depuis longtemps c'est la gravité de l'ictère chez la
femme enceinte (épidémie de la Martinique, de Limoges, etc.).
On a également remarqué que les ivrognes, les gens débilités
par les excès offraient une très-grande proportion parmi les
cas mortels. De même quand l'épidémie a sévi sur de tout
jeunes enfants, elle a fait de nombreuses victimes.

On avait d'abord pensé que les femmes tenaient de leur sexe
une prédisposition facheuse à la gravité de l'ictère, mais Bardinet montra qu'à Limoges, au milieu de très nombreux cas
d'ictère ; ceux qui avaient frappé les femmes en dehors de la
puerpéralité s'étaient montrés tout aussi bénins qu'ils l'étaient
chez les hommes. C'était donc à l'état de grossesse qu'il fallait attribuer le danger offert par l'ictère. Aussitôt se présentait
la question, est-ce plus particulièrement la congestion du

foie, déterminée secondairement par l'utérus gravide, est-ce la modification que la gestation entraîne dans les divers systèmes (foie et reins urtout) qu'il faut accuser ? M. Blot dans le rapport qu'il fit sur le mémoire présenté par Bardinet, se déclara partisan de cette théorie. La thèse de Tarnier, les travaux de Vulpian, Blot, et tout récemment ceux de Sinéty, ont montré que le foie subissait une infiltration graisseuse pendant la grossesse. D'autre part on apprenait aussi à mieux connaître l'albuminurie des femmes enceintes et ses causes. Donc la grossesse crée et dans le foie et dans le rein une *propathie* dont l'influence peut être grave, au moment où surviendra l'ictère, puisque l'intégrité du rein est un élément de la plus haute importance dans cette affection.

Cette question de l'ictère des *femmes grosses* et de l'état des reins dans l'ictère a été bien étudiée par M. Decaudin et par M. Hébert (Essai sur l'ictère grave dans la grossesse Paris 1878). Ces deux auteurs se sont attachés à démontrer l'idée que nous soutenons aussi, nous n'insisterons pas plus longtemps sur cette partie de notre sujet.

Ce qui prouve bien que la grossesse ne constitue la gravité que parce que le rein est malade c'est que l'on a pu voir survenir des accidents absolument analogues, en dehors de la gestation, quand l'ictère a sévi sur des sujets dont le rein seul, ou le foie et le rein, étaient déjà malades. Chez l'acoolique en dehors de tout excès de boisson, un ictère catarrhal est devenu grave parce que le rein et le foie étaient degénérés. C'est ce que nous voyons dans une des observations de M. Quinquaud (p. 82), ce qui a dû avoir lieu chez les deux malades de M. Rendu ; (Fr. méd. n° 69, 1879), ce qui était encore bien évident dans une observation publiée par M. Demange (Revue méd. de l'est (15 juin 1879).

Dans les commentaires qui suivent son observation, M. Demange a bien soin de faire remarquer qu'il a eu affaire à un ictère catarrhal simple, que son malade n'avait pas fait d'excès de boisson, ni le jour où il a été pris de jaunisse ni les jours précédents, et il distingue bien ce cas de l'ictère aigu des ivrognes, dont nous avons parlé pour le rapprocher de l'intoxication par le phosphore ; rapprochement d'ailleurs signalé également par l'auteur.

Le sujet de notre observation VII avait « quelques habitudes alcooliques » et malgré cette condition, sur laquelle nous n'avons pu avoir malheureusement de renseignements plus précis, nous avons considéré ce cas comme un ictère grave primitif. Les phénomènes cliniques par leur généralisation immédiate, par leur nature, par l'acuité de leur évolution, et nous ajouterions même, par leur terminaison favorable nous ont semblé légitimer cette manière de voir.

L'importance de l'intégrité du filtre rénal est encore démontrée par l'observation suivante, que nous devons à l'obligeance de M. Rendu ; nous y voyons un homme, chez lequel on ne découvre ni alcoolisme, ni syphilis, dont le foie est sain mais qui a une affection rénale profonde, être atteint d'un ictère catarrhal qui, après quelques jours, s'aggrave et détermine la mort. N'est-ce pas la propathie rénale bien plus que le foie qui est en cause ici? remarquons surtout ce fait que l'affection rénale bien que très profonde, était latente.

OBSERVATION IX (inédite).

Ictère aggravé par une pyélo-néphrite ancienne et latente ; aggravation rapide; érythème papuleux symétrique; mort; pas d'altérations hépatiques; dégénérescence profonde des reins.

P..., 60 ans, garçon de bureau, entre salle Gérando, lit n° 22, le 1er juillet 1879, hôpital Tenon, service de M. le Dr Rendu.

Pas d'antécédents héréditaires ni personnels.

Il y a six ans, a eu pendant quelques mois des crises de coliques siégeant dans l'hypochondre droit.

Il y a trois mois, douleurs analogues, mais ayant duré seulement quelques jours. Jamais de jaunisse.

Depuis deux ans, le malade a remarqué que son urine laissait déposer des matières muco-purulentes, n'a jamais souffert du côté des organes génito-urinaires. Pas d'alcoolisme ni de syphilis.

Le 26 juin, après avoir fait une longue course, le malade déjeuna comme à l'ordinaire, puis il fut pris tout à coup d'une courbature extrême et eut grand'peine à remonter chez lui et à se coucher.

Ni frisson, ni fièvre. Pas de coliques.

Trois jours après, le 29 juin, on lui a fait remarquer qu'il avait la jaunisse, et le 1er juillet il entrait à l'hôpital.

Etat actuel. — 2 juillet. Ictère très intense réparti sur tout le corps. Selles décolorées. Urines *verdâtres* laissant déposer au fond du verre des amas muco-purulents. L'ammoniaque accentue la coloration verte. Léger précipité albumineux. La vessie est distendue et le malade urine par regorgement. Foie de volume normal, non douloureux. On ne sent pas la vésicule.

Pas d'appétit. Pas de douleurs d'estomac ni de vomissements.

Le malade n'a jamais été dyspeptique.

Les battements du cœur sont faibles et s'entendent difficilement, pas de souffle cardiaque ; impulsion assez faible, tendance très peu accentuée au bruit de galop. Aucune trace d'insuffisance tricuspidienne ni même de dilatation du ventricule droit, malgré la présence de l'ictère.

Pas de chaleur à la peau, mais pouls assez fréquent. P. 84.

Traitement. — 1 gramme, acide borique, deux pilules podophyllin. Vin de pepsine.

Le 6. Le malade se plaint de démangeaisons depuis cette nuit. Le corps, les membres supérieurs et inférieurs sont couverts d'une éruption presque confluente d'érythème papuleux ; il n'y a que le cou et la face qui soient indemnes. Cette éruption est remarquable par la symétrie qu'elle présente dans la disposition et la localisation des groupes de papules. Elle ressemble tout à fait à de l'érythème copahique, avec prédominance aux jointures dans le sens de l'extension.

Le 8. L'éruption persiste, mais les papules sont un peu moins saillantes. Les plaques érythémateuses se généralisent à tous les membres et au tronc. Chloral, 2 grammes, contre le prurit.

Le 11. L'éruption pâlit, surtout sur le tronc. Elle est encore rouge sur les membres inférieurs où, d'ailleurs, l'éruption a toujours été plus marquée et plus confluente.

Le 12. Langue sèche, d'aspect typhoïde. Pas de fièvre, le pouls s'est toujours maintenu à 72-80, sans ralentissement, pas de délire, pas d'hémorrhagies. Le malade tombe dans un état de somnolence comateuse, il est sans appétit, sans forces; indifférent à tout ce qui l'entoure. Anurie presque complète.

Meurt le 13 juillet au matin.

L'examen chimique de l'urine a été fait par M. A. Robin du vivant du malade, citons simplement les résultats suivants : par litre.

Albumine, 3 gr. 881; matériaux solides, 26 gr. 419; urée, 7 gr. 352; acide urique, très peu; chlorures, 4 gr. 212.

Pigment biliaire vert. Absence des matières colorantes normales de l'urine. Notable quantité de pus et de cellules épithéliales. Réaction alcaline, odeur légèrement ammoniacale.

Autopsie. — Cœur, 310 gr.; parois du ventricule gauche, 1 cent. 1/2; droit, 3 millim., graisseuses.

Pas de lésions d'orifices. Foie de volume normal, mais ayant à la coupe un aspect un peu comparable à celui de la pierre à fusil. La vésicule est petite et ne contient qu'un peu de bile jaunâtre. Pas de calculs. Aucune compression sur les grosses voies biliaires.

Examen histologique. — Foie presque complètement normal. Quelques cellules infiltrées de graisse et de pigment, mais peu granuleuses, non déformées. Pas de développements exagéré de tissu conjonctif, dilatation de la veine intralobulaire, et légère augmentation à ce niveau de la trame conjonctive. Pas d'exagération des vaisseaux biliaires extra ou intralobulaires.

Rate saine.

Reins plus que doublés de volume. Le droit ne pèse que 120 grammes, il est transformé en une véritable poche kystique, due à la dilatation du calice et des bassinets, et rempli d'un liquide gris verdâtre peu épais.

Le gauche pèse 310 grammes. Dilatation des calices et du bassinet. Il reste une épaisse couche de substance rénale qui est infiltrée de bile, surtout dans la région corticale; de plus, on reconnaît bien à l'œil nu que les tubes des pyramides sont séparés les uns des autres par du tissu conjonctif très abondant.

Dilatation énorme des uretères qui peuvent admettre le doigt.

Prostate très hypertrophiée.

On remarquera dans l'observation précédente, une chose importante, c'est que les lésions des organes dont l'état est relaté dans le protocole de l'autopsie n'offrent pas cet ensemble, cette généralisation (primitive ou secondaire) observée après les ictères graves primitifs ou secondaires.

Ici, quelle est la cause des accidents ? Le mécanisme est-il absolument semblable à celui que nous avons étudié dans les chapitres précédents ? Nous avons vu que dans les ictères graves et dans l'ictère typhoïde, les troubles qui surviennent ne sont pas dus vraisemblablement à l'urémie puisque le sang contient moins d'urée qu'à l'état normal, bien que ce produit soit excrété en moins grande quantité par les urines ; cela concorde parfaitement avec la théorie de l'insuffisance hépatique et avec les faits cliniques. Mais dans les ictères bénins qui s'aggravent, que se passe-t-il ? on peut, pensons-nous, exposer leur pathogénie de la façon suivante :

Le foie n'étant atteint que très légèrement, les échanges nutritifs paraissent au début s'y faire comme d'habitude sans grande perturbation fonctionnelle ; l'urée cependant s'y formerait en plus grande quantité, peut-être à cause d'un certain degré de congestion hépatique qui accompagne l'ictère (Brouardel). (Dans la grossesse il y a presque deux fois autant d'urée dans les urines qu'à l'état normal, et ce phénomène coïncidant avec la glycosurie gravidique fait encore penser à la suractivité fonctionnelle du foie.) Bientôt les matières biliaires passent dans le sang, leur passage est attesté par la jaunisse et par l'examen des urines ; cependant le rein qui est malade à des degrés divers remplit mal son rôle d'émonctoire, alors l'urée s'accumule très rapidement dans le sang, en raison même de sa plus grande production et de son excrétion insuffisante.

Il en est de même pour les matières biliaires qui circulent dans le sang, elles ne peuvent être entièrement éliminées par la même raison et celles qui traversent le rein ne servent même qu'à l'irriter davantage. Leur action nocive s'ajoute donc à celle de l'urée et peut être aussi à celle des matières extractives; un état mixte, créé par la réunion de la cholémie et de l'urémie est ainsi constitué, les accidents analogues à ceux de l'ictère grave surviennent et le malade succombe.

Ainsi, pour nous, s'expliquent les cas qui paraissent en contradiction avec la théorie que nous avons exposée précédemment et dans lesquels on a trouvé l'urée non pas en moindre proportion dans le sang, mais au contraire augmentée. M. le professeur Vulpian, qui repousse la théorie dans laquelle on explique les accidents de l'ictère grave par l'urémie d'une façon générale, est porté à se montrer beaucoup moins rigoureux pour les cas où on a trouvé à l'autopsie un mal de Bright. Or, en remplaçant le terme mal de Bright par l'expression *propathie rénale* beaucoup plus compréhensible par laquelle on pourrait désigner toutes les altérations du rein (néphrites, dégénérescences graisseuse et amyloïdes, syphilis, alcoolisme, pyélites, rein chirurgical, etc.), et en reconnaissant que ces diverses lésions agissent de la même manière, on doit admettre que si, dans les variétés d'ictères graves auxquelles nous avons donné le nom de grave primitif et grave secondaire, il est légitime de repousser la théorie urémique tout en reconnaissant l'importance de l'intégrité du filtre rénal, l'urémie au contraire est l'un des principaux facteurs de l'aggravation de l'ictère aggravé. Si on réfléchit que les matières nocives biliaires (nous ne cherchons pas à spécifier), qui circulent dans le sang ne sont pas éliminées comme elles le sont par un rein fonctionnant normalement, on voit que la cholémie vient ajouter ses effets à ceux de l'urémie. Telle serait pour nous l'explication des ictères aggravés, mais nous le répétons, cette théorie qui nous paraît très juste si on la restreint ainsi que nous venons de le faire, ne peut pas être généralisée à tous les ictères graves.

D'ailleurs, cette interprétation est aussi celle de M. Rendu qui, en nous envoyant l'observation, a ajouté les lignes suivantes : « Je considère ce fait comme un exemple d'ictère catarrhal simple, survenant chez un individu atteint d'une pyélo-néphrite ancienne et latente ; l'ictère devient très rapidement grave parce que les reins n'éliminent par la bile ; c'est à la fois de la cholémie et de l'urémie avec un foie peu malade. »

Nous tenons aussi du Dr Parinaud (communication orale) que, durant son internat à Bicêtre, il a observé plusieurs cas d'ictère simple. L'ictère s'aggravait chez ceux qui urinaient mal, tandis que chez ceux qui urinaient bien, l'ictère restait bénin. Deux de ces ictériques ayant succombé (l'un dans le service de M. Berthier, l'autre dans le service de M. Falret) notre ancien collègue a pu constater à l'autopsie, des lésions rénales profondes et anciennes ; la région des pyramides était presque entièrement détruite. D'ailleurs nous n'avons pas besoin d'insister sur ce fait que, chez les vieillards qui sont presque tous à un degré quelconque des *urinaires*, il existe très souvent des lésions rénales latentes plus au moins marquées. Nous serions porté à admettre, pour les raisons que nous avons développées plus haut, qu'un ictère survenant chez un sujet âgé a toujours plus de chances de s'aggraver, et c'est ce qui nous expliquerait pourquoi nous connaissons quelques exemples d'ictère aggravé chez le vieillard, tandis que l'ictère bénin est rare chez eux.

Nous avons dit que les ictères aggravés ne constituent pas une classe entièrement à part ; ils se rattachent par une transition aux ictères graves secondaires. Möbius, en effet, à la suite de ses expériences, arrive à penser que l'élimination du pigment biliaire entraîne la dégénérescence des tubuli ; divers auteurs avaient assimilé ce passage à celui du plomb, de l'arsenic, ou d'autres matières irritantes. Après un ictère chronique, le rein arrive donc à être malade, mais déjà l'organisme souffre depuis longtemps du fait de l'insuffisance hépatique. La lésion rénale secondaire et surajoutée contribue pour sa part à précipiter le dénouement. Dans les ictères graves secondaires, le foie est désorganisé, dans l'ictère aggravé il est d'ordinaire fort peu altéré ; on voit donc ce qui rapproche et ce qui sépare ces deux variétés d'ictère avec accidents graves. Ainsi se trouve expliquée et justifiée la division que nous avons établie, tandis qu'il pourrait sembler que l'ictère aggravé n'est qu'un ictère grave secondaire.

Parmi les questions que l'ictère grave laisse encore à résoudre, nous signalerons la suivante : le foie surpris à l'état d'imminence morbide (infiltration graisseuse des cellules pendant la grossesse, obésité, alcoolisme), ou même si l'on veut, déjà malade, — car ces états établissent par une sorte de gradation le passage d'un état où l'infiltration graisseuse des cellules hépatiques est physiologique (digestion, gestation) à d'autres états où elle ne l'est plus, — le foie dans ces conditions est-il susceptible de subir plus facilement les troubles particuliers de la nutrition des cellules dont l'ensemble a été réuni sous le nom d'hépatite parenchymateuse, atrophie jaune aiguë ? Cela est probable si on se rapporte au nombre relativement considérable de femmes enceintes compris dans le relevé des cas sporadiques de cette affection, mais nous devons cependant nous tenir sur la réserve si on considère que Spaeth n'a trouvé que deux fois cette maladie dans une statistique portant sur 33,000 femmes en couches :

Disons, en terminant ce sujet, que les auteurs qui se sont occupés de l'ictère de la grossesse ne nous paraissent pas avoir attribué dans l'explication de l'avortement qui est la règle, un rôle suffisant aux souffrances du fœtus nourri par un sang altéré et dont la mort peut précéder et provoquer l'avortement.

En dehors de la *propathie rénale* il faut aussi dans le mécanisme de l'ictère aggravé, tenir compte des altérations antérieures du foie et de l'état de débilité du sujet. C'est ainsi que l'*obésité*, par les modifications qu'elle entraîne dans les organes et en particulier dans le foie, nous paraît pouvoir constituer une opportunité morbide fâcheuse pour un sujet atteint d'ictère catarrhal (Cas du Dr Perls in Centralblatt, 1873.).

La *syphilis* accusée souvent d'entraîner l'ictère grave serait aussi pour nous dans ce cas. On sait que cette diathèse porte souvent son action sur le rein et le foie (lésions amyloïdes). Parmi les exemples d'ictère grave chez les syphilitiques, il est quelques cas dans lesquels on a eu affaire à un ictère typhoïde primitif (la marche et les lésions permettent de le penser ainsi), survenant chez un sujet syphilitique qu'il trouve dans de plus mauvaises conditions de résistance, mais il en est d'autres où cette gravité des phénomènes ne se présente plus dans les mêmes conditions. Ainsi sur les trois cas publiés dans la thèse de M. Gaillard-Lacombe, il y a celui du Dr Hilton-Fagge qui ne ressemble point aux deux autres ni cliniquement, ni anatomiquement, car les deux autres (Charcot, Andrew), ont évolué très rapidement et ont permis de constater au microscope la destruction et la disparition des cellules. Au contraire, la malade de Hilton-Fagge avait une jaunisse simple depuis près de 3 mois et, à l'examen du foie, on trouva des cellules en voie de destruction et d'autres simplement infiltrées de graisse ; on put aussi constater cet aspect pâle, demi-transparent, lardacé qu'offre le foie syphilitique ; en un mot, l'ictère qui avait été pendant quelque temps bénin a pris ensuite les allures d'un ictère grave, et à l'autopsie on a trouvé « les lésions de la syphilis commune et celle de l'atrophie aiguë ».

Nous nous contentons de mettre ces faits en opposition, car pour le moment les conclusions qu'on pourrait en tirer seraient sujettes à contestation.

On a remarqué que l'ictère grave était souvent observé chez

les filles publiques ; plusieurs des conditions qui peuvent aggraver l'ictère simple (alcoolisme, syphilis, misère, parfois *grossesse* comme dans l'observation d'A. Robin, in thèse de Decaudin) se trouvent souvent réunies chez elles ; ces cas d'ictère grave ne seraient-ils pas des cas d'ictère aggravé ? Cette supposition à de grandes changes d'être vraie, surtout quand l'ictère survient à la suite d'un embarras gastrique causé par des excès. Dans d'antres observations on pourrait faire intervenir comme cause l'alcoolisme aigu.

En terminant cette étude sommaire sur la pathogénie de l'ictère aggravé, à l'histoire duquel nous aurions voulu pouvoir réserver une plus large place, nous ferons remarquer que chez les enfants, grâce à une connaissance approfondie des faits, on a pu distinguer : 1° cette coloration jaune de la peau à laquelle Levret refusait le nom d'ictère et que nous désignons aujourd'hui sous le nom d'ictère hémaphéique, et qui est presque toujours bénin (Cf, Th. Porak, 1878) ; 2° l'ictère biliphéique vrai, analogue à celui de l'adulte et dont la gravité est très-grande. Ici c'est la débilité organique de l'enfant, et aussi il faut le dire souvent les conditions étiologiques qui entraînent la gravité de l'ictère. A ce titre il se rapproche de nos ictères aggravés ; 3° l'ictère grave proprement dit est absolument exceptionnel.

Nous nous sommes efforcé, dans l'étude qui précède, d'indiquer au double point de vue clinique et pathogénique les divisions qui doivent être établies parmi les ictères graves.

Il reste de nombreuses recherches à tenter dans cette voie, nous avons signalé quelles étaient encore maintenant les principales inconnues du problème, mais en arrêtant ici ce travail nous croyons pouvoir conclure que dans les affections aujourd'hui désignées sous le nom d'ictère grave, il faut distinguer :

1° L'ictère typhoïde, ou grave primitif, affection générale à laquelle se joignent d'ordinaire bientôt les effets d'une toxémie secondaire d'origine hépatique ; il est susceptible de guérir bien plus souvent que l'on ne croit.

2° Les ictères graves secondaires ; véritable syndrome qui traduit les effets de la désorganisation du foie. (Insuffisance hépatique).

3° Les ictères aggravés ; ici l'ictère était primitivement catarrhal et bénin, la gravité est due à une condition morbide antérieure, spéciale à l'individu.

Dans ces trois catégories, mais plus spécialement dans la dernière, le rein joue un rôle très important. La transition n'est pas brusque entre ces trois classes d'ictères graves, un certain nombre de cas dont la pathogénie est complexe sert de transition de l'une à l'autre.

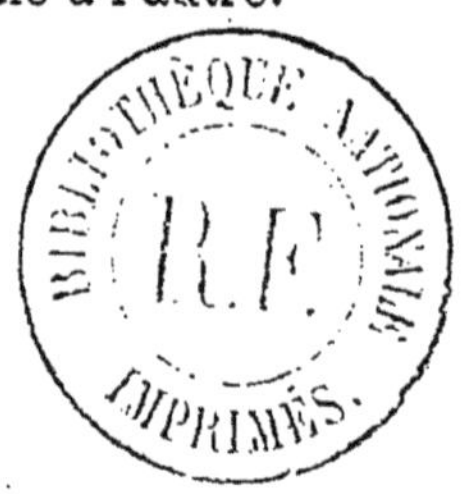

www.ingramcontent.com/pod-product-compliance
Ingram Content Group UK Ltd.
Pitfield, Milton Keynes, MK11 3LW, UK
UKHW021636170726
13836UKWH00005B/2223